新・社会福祉士シリーズ **6**

ソーシャルワークの基盤と専門職

福祉臨床シリーズ編集委員会編

責任編集＝柳澤孝主・増田康弘

弘文堂

はじめに

　この度、新・社会福祉士シリーズにおける本書『ソーシャルワークの基盤と専門職』を刊行することになりました。まずは、この間の経緯を簡単に説明します。

　周知の通り、2007（平成19）年に社会福祉士養成のための教育カリキュラムが大幅に見直されました。その10年後、地域共生社会の実現を推進し、新たな福祉ニーズに対応するため、ソーシャルワークの専門職としての役割を担うことのできる実践能力を備えた社会福祉士を養成する必要があることから、2017（平成29）年に再度教育カリキュラムが改正されています。一方、精神保健福祉士の養成においても2012（平成24）年に現行のカリキュラムとなりましたが、精神保健福祉士の役割や活躍の場の拡大などに伴って、教育内容の見直しが必要となりました。そのような流れの中、2021（令和3）年から、社会福祉士・精神保健福祉士の養成施設において新カリキュラムがスタートすることになりました。

　本書『ソーシャルワークの基盤と専門職』は、ソーシャルワーク機能を学ぶ科目の再構築の結果、①社会福祉士および精神保健福祉士の法的な位置づけについて理解する、②ソーシャルワークの基盤となる考え方とその形成過程について理解する、③ソーシャルワークの価値規範と倫理について理解する、を目標に設定した内容となっています。

　具体的な本書の構成は以下の通りです。第1章「ソーシャルワークと臨床」、第2章「社会福祉士と精神保健福祉士の法的基盤」、第3章「ソーシャルワークの概念と定義」、第4章「ソーシャルワークの原理と理念」、第5章「ソーシャルワークの原則」、第6章「ソーシャルワークの構造」、第7章「ソーシャルワークの歴史」、第8章「ソーシャルワークの価値」、第9章「ソーシャルワークの倫理」、第10章「日常性から学ぶソーシャルワーク」、の10章立てとなっています。

　第1章では本書のキー・コンセプトとして「臨床的」であることの意味について概説しています。第2章から第4章、および第7章と第9章にわたって、カリキュラムで示された教育内容を網羅し詳述しています。その他、第5章ではソーシャルワークの基本的視点と原則、第6章では社会福祉の全体構造におけるソーシャルワークの位置づけ、第8章ではヒューマニズムを基盤にしたソーシャルワークの価値展開、について語っています。そして、最後に第10章では"相手の立場に立てる"援助者になるための要件を日常性の文脈から例示しています。

本書の作成においては、社会福祉、精神保健福祉、保健医療、看護、教育、行政などの現場に直接身を置いた経験の持ち主や、現在でも各分野の現場に何らかの形でかかわりをもち、現在進行形で活躍している方々に執筆を依頼しました。"ソーシャルワーク"の概念規定をはじめ新カリキュラムの内容を踏まえた上で、比較的自由に各執筆者の構想を展開してもらっています。各章末には原則的に、「理解を深めるための参考文献」や「コラム」を設け、少し違った角度から、あるいは少しくだけた話題提供を通して、"ソーシャルワーク"の幅広い側面にアプローチできるように工夫してあります。本書では、これら各項目の最新の、より身近な話題を盛り込んでみました。また、多彩な執筆陣はそれぞれに、柔軟な発想とラディカルな息吹を発揮しております。そして、より人間性豊かで創造的な援助者への道を歩めるようにデザインされた著書、それが本書です。

　ソーシャルワーカーを目指している多くの方々が、本書によってソーシャルワークの基盤と専門職のあり方を、われわれ一人ひとりの生活世界から振り返る、1つの機会にしていただけるよう願っております。社会福祉士や精神保健福祉士という資格取得をゴールとせずに、1つのスタートラインと捉えてください。援助者としての日々の精進を怠らず、時代を刷新していく姿勢がソーシャルワーカーには求められます。原点は、「利用者にとっての意味」を問いつづけていくことにあります。本書がそのひと役を担っていけると固く信じております。

2021 年 1 月

責任編者を代表して

柳澤孝主

目次

ソーシャルワークの基盤と専門職 (30 時間)〈2021 年度からのシラバスと本書との対応表〉

シラバスの内容　ねらい
①社会福祉士及び精神保健福祉士の法的な位置づけについて理解する。 ②ソーシャルワークの基盤となる考え方とその形成過程について理解する。 ③ソーシャルワークの価値規範と倫理について理解する。

含まれるべき事項	想定される教育内容の例		本書との対応
大項目	中項目	小項目（例示）	
①社会福祉士及び精神保健福祉士の法的な位置づけ	1 社会福祉士及び介護福祉士法	●定義、義務 ●法制度成立の背景 ●法制度見直しの背景	第2章1節
	2 精神保健福祉士法	●定義、義務 ●法制度成立の背景 ●法制度見直しの背景	第2章2節
	3 社会福祉士及び精神保健福祉士の専門性		第2章3節
②ソーシャルワークの概念	1 ソーシャルワークの定義	●ソーシャルワーク専門職のグローバル定義	第3章1、2節
③ソーシャルワークの基盤となる考え方	1 ソーシャルワークの原理	●社会正義 ●人権尊重 ●集団的責任 ●多様性の尊重	第4章1節A 第4章1節B 第4章1節C 第4章1節D
	2 ソーシャルワークの理念	●当事者主権 ●尊厳の保持 ●権利擁護 ●自立支援 ●ソーシャルインクルージョン ●ノーマライゼーション	第4章2節A 第4章2節B 第4章2節C 第4章2節D 第4章2節E 第4章2節F
④ソーシャルワークの形成過程	1 ソーシャルワークの形成過程	●慈善組織協会 ●セツルメント運動 ●医学モデルから生活モデルへ ●ソーシャルワークの統合化	第7章1、2、3節
⑤ソーシャルワークの倫理	1 専門職倫理の概念		第9章1節
	2 倫理綱領	●ソーシャルワーカーの倫理綱領 ●社会福祉士の倫理綱領 ●精神保健福祉士の倫理綱領	第9章2節 資料編
	3 倫理的ジレンマ		第9章3節

注）この対応表は、厚生労働省が発表したシラバスの内容が、本書のどの章・節で扱われているかを示しています。
　　全体にかかわる項目については、「本書との対応」欄には挙げていません。
　　「想定される教育内容の例」で挙げられていない重要項目については、独自の視点で盛り込んであります。目次や索引でご確認ください。

第1章　ソーシャルワークと臨床

領域や分野として臨床を把握するのであれば、それは医学や看護学をはじめとする援助領域に限定されることになる。ところが、「臨床」には、人間と人間とが接する接点において、各自がとる基本的態度・姿勢としての側面を含むことでもある。本章は、後者の幅広い考え方を基にソーシャルワークのあり方と客観性について探る。

1

従来の学問や援助の現場では、「臨床」はどのように把握されてきたのかを明確にする。援助者として期待される基本的態度・姿勢とは何か。

2

利用者と援助者との関係のあり方を考える。社会福祉の教育機関で学ぶ学生は、どのような態度と姿勢で現場実習に臨めばよいのか。われわれの日常生活の中にも、援助者としての素養を磨くチャンスがある。

3

ソーシャルワークの専門性と日常性との連続性を追究する。利用者の自立と自己決定について理解する。

「臨床」と聞くと、まず初めにイメージするのは、医学や看護学、あるいは医療の現場と関連することが多いのではないだろうか。本書の冒頭の章で、ソーシャルワークと臨床との関連を取り上げるのは、医学、看護学、医療現場との関連性を否定するためのものではない。「臨床」という言葉には、これらの医療関連領域の問題を当然のことながら含み持つと認めている。ただ加えておきたいこととして、医療関連援助者とその対象者との間で繰り広げられることが、「臨床」のすべてを網羅するわけではない、ということである。ある人が他の人にかかわるその接点において、必ず「臨床」という言葉の持つ意味合いが現れることを明確にしておきたいと考えている。ここには、医療関連領域に限らず、人間と人間とがかかわり合うすべての領域、事象において現れる、人間の原点とでも言うべき大切なことが含まれている。ソーシャルワークという営みもその例外ではないということは確かである。それどころか、「臨床」という発想や含みの中でソーシャルワークを問うことは、ソーシャルワークの生命線にかかわってくるのではないかと考えている。人間と人間とがかかわり合うその接点における基本的姿勢・態度が、他ならぬ「臨床」の中には含まれるからである。

1. 方法としての臨床

A. 臨床の意味

［1］ 臨床の知

　「臨床」という言葉は、元々ベッドを意味するギリシャ語〈klinikos〉に由来する英語〈clinical〉の訳語である。この言葉は、基礎医学と臨床医学といった区別、看護師が「臨床から教育へ移った」というとき、心理臨床、福祉臨床等々というように、わが国では主に、援助の領域やそこでの行為を示す場合に使われてきた。このことを確認した上で、「臨床」の他の意味にも目を向け、ソーシャルワークとの関連を考えてみよう。

　「臨床」の豊かな諸側面に着目し、「**臨床の知**」を提唱したのは哲学者**中村雄二郎**である[1]。彼の「臨床の知」は、近代「科学の知」の普遍主義、論理主義、客観主義の3つの構成原理を批判的に検討し、知の組み換えのための立場を明確にしたものである。どちらかというと目立たない位置に甘んじていた「臨床」に光を当て、その重要性を指摘し、その意義を広め

中村雄二郎
1925 ～ 2017
日本の哲学者。

たという点で中村の功績は大きい。

　ところが、彼の提唱が単なる「知」のレベルにとどまり、特権的な第三者の立場からの規範的なモデルであるという指摘(2)が適切であるとすれば、「臨床の知」は既存の知識、理論、モデルなどを「臨床」の場へ適用する「臨床への知」の枠から踏み出せないことになる。真に「臨床」の豊かさに気づき、それを体験し、その可能性を活かしていくために最低限必要なことは、「臨床」という場に開かれた態度で臨み、そこで起こる事象に真摯に耳を傾け、その結果得られる発見や知見を概念化することである。それは「臨床への知」に対して、「臨床からの知」とも言うべきものである(3)。

　「臨床への知」における「臨床」とは、医療や社会福祉、心理、教育、犯罪、司法といった、人間へのかかわりを前提とした実践領域や分野、さらには学問領域としての臨床医学、臨床心理学など、1つの「場」（領域・分野）としての概念である。これに対して、「臨床からの知」における「臨床」は、上記の領域や分野としての「場」の概念を含むとともに、他の人間へと臨む基本姿勢・態度が相手とともにあるかどうかという「方法としての臨床」を意味するものである。

[2] 領域としての臨床

　繰り返しになるが、「臨床」は一般的には、領域や分野を示す「場」の概念として受けとめられている。すでに触れた通り、ある看護師が「臨床から教育に移った」という場合の「臨床」は、看護実践の現場である病院や医院などの医療機関という場そのものであるか、そこでの看護実践行為（臨床行為）を意味する。心理臨床、福祉臨床も、カウンセリングやセラピーを行う面接室、ソーシャルワークやケアワークなどの社会福祉の技術・方法を駆使する現場である社会福祉施設、機関などの場所を示している。また、そうした場所における実践的行為としての臨床行為を意味する。

　他方で、臨床医学、臨床看護学、臨床心理学、臨床社会学といった表現は、「臨床」という場を前提とした学問分野・領域のことである。たとえば、近年再考されつつある臨床社会学に関する「臨床現場に接近しなければ、臨床社会学は始まらない」(4)という指摘は「臨床」が「場」の概念であることを端的に示す。

B. 臨床の空間化

[1]「臨床の空間化」とは？

　問題は、学問や実践（行為）の領域、分野、あるいは「場」そのものに

臨床への知
学問的知識・理論を現場で生起する諸事象へ一方的に適用すること。

臨床からの知
現場で生起する諸事象の意味を理解し、その度ごとに学問的知識・理論を問い直すこと。

あるわけではなく、「臨床」をそれらの領域、分野、場からだけしか見なくなってしまうことにある。学問分野ではそれは、一種の"縄張り争い"としてのセクショナリズム、他分野・領域の軽視や無視・無関心につながる。また、実践の場に所属することにこだわるあまり、患者や利用者と少しも"ともにいる"態度や姿勢が感じられない援助者を産み出すことにもなる。さらに、領域や分野を前提とした臨床行為を過度に強調するため、その専門性を確保する方法、手続き、手段・道具に力点が移るか、これらを使用する者のお墨付きとしての資格を誇示し、肝心の実践的な臨床行為が患者や利用者へ確実に届いているかどうかは二の次になってしまう場合。これらの、領域、分野、場、またそれらを前提とした臨床行為を過度に強調するあまりに起きる弊害を、ここでは「**臨床の空間化**」と仮に呼んでおこう。

　これらに対して「臨床」は元来、1人の人間が他の人間へとかかわるその関係の中で生起する、人格的な人間としての全体性と個別性を内に含むため、学問領域・分野のセクショナリズムに対しては、学際的な研究を要請するのは当然である。また、「場」への所属にこだわる援助者は、次のような実習生の言葉に耳を傾ける必要がある。「私は、今回実習を体験して、将来ソーシャルワーカーになる、ならないとは関係なく、自分について学び、知ることの大きなきっかけを得ることができました。私は、もっと普段の自分の生活を大事にしなくては、とつくづく思いました」(5)。また、精神科病院での実習でやっとの思いで担当の患者にかかわることができた者の「このことで、これからの私は人とかかわるということに、とっても自信がつきました」(6)という言葉。ここには、場という空間に限定されることのない、1人の生きた人間にかかわる際の基本的な態度・姿勢、いわば「方法としての臨床」の大切さが表現されている。

［2］方法の理解

　しかし、この「方法としての臨床」という場合の「**方法**」を、場に限定された、あるいはそれを前提にした臨床行為の専門性を確保するための一連の手続き、手段・道具などと理解するのであれば、「臨床への知」として機能し、生きた人間存在を分断ないし分析するための道具でしかなくなってしまう。そこで、「方法としての臨床」が、生きた1人の人間へと接近し、全体的かつ個別的にその人を了解するための視点や方法論になり得るためには、どんなことが求められるのか。以下で検討してみよう。

　英語の「方法」method の語源は、ギリシャ語 meta hodos で、"後にできる道"を意味する(3)。この語源に従えば、「方法としての臨床」は、先に指摘した「臨床への知」に仕える臨床行為あるいは学問分野・領域の専

門性を確保するための一連の手続き、手段・道具、モデル構築、理論化を意味するものではない。むしろ、心理学者浜田寿美男が「**方法としての発達**」[7]ということで、発達という事象を通して人間への理解を深めていくときの歩みや軌跡を表わす場合に用いる「方法」に近い。また、臨床哲学を提唱する鷲田清一は、**アドルノ**の「**非方法の方法**」に注目し、ある人間が他の人間に接し、理解しようとする場合の開かれた基本的態度・姿勢として、あらかじめ用意された概念枠、モデル、道具などに捉われない「**聴く**」態度・姿勢を重視する[8]。この「方法」の理解の仕方は、ここで主張する「方法としての臨床」と通底する。この意味での「方法としての臨床」を通しての「臨床からの知」は、真の意味での臨床家による"後にできる道"すなわち歩み、足取り、軌跡そのものである。

[3]「方法としての臨床」と時間性

「方法としての臨床」を「臨床の空間化」に陥らせないためには、「方法」理解を整理しておくとともに、端的に言えば、「**時間性の視点**」を重視する必要がある。臨床行為の専門性確保のための枠組みとしても、たとえばソーシャルワークに関連して、援助プロセスのパターン化が指摘されている。**アセスメント**（事前評価）―**インターベンション**（介入）―**エバリュエーション**（事後評価）といった一連の援助プロセスを踏むことが強調される。確かに、ここで強調されることは、援助プロセスという時間的流れである。しかしこの時間は、援助者側の援助プロセスとして語られるだけであり、その多くは、時計時間という物理的時間に限られ、**ベルクソン**の言う「時間の空間化」としての時間、先の「臨床の空間化」に組み込まれた時間性に過ぎない。

これに対して、社会福祉の現場を少しでも知っている人であればしばしば目撃することだが、「方法としての臨床」を確実に実践している援助者が実感し体現している時間性は、時計によって計測し尽くせない。それは利用者の「**生きられる時間**」[9]であるとともに、援助者が利用者との関係を生きる「**関係的時間**」[10]でもある。たとえば、精神科病院に入院しているうつ病患者の体験する「生きられる時間」は、通常の人と比べると明らかにその流れは遅い。また、保育所で元気よく遊ぶ年長児童の体験する「生きられる時間」は、いわゆる成人が体験している時間に比べると断然に速い。これらの「生きられる時間」は、時計やカレンダーで量的に計測できる時計時間や物理的時間とは明確に異なる。先のうつ病患者の援助活動にかかりきりになっていた**精神科ソーシャルワーカー**の言動のスローさや、年長の保育園児と毎日のように過ごす保育士の行動の俊敏さは、担当

アドルノ
Adorno, Theodor Ludwig
1903～1969
ドイツの哲学者、社会学者であり、フランクフルト学派を代表する思想家である。

アセスメント
assessment

インターベンション
intervention

エバリュエーション
evaluation

ベルクソン
Bergson, Henri-Louis
1859～1941
フランスの哲学者。

精神科ソーシャルワーカー
PSW: Psychiatric Social Worker
精神科医療関連領域で援助活動に携わるソーシャルワーカー。

5

の患者や児童との関係の中で決まってくる関係的時間を、それぞれの援助者が身体化（体現）していることの確かな証しである。「方法としての臨床」を確実に実践していることの現れとも言える。逆に、患者や児童の「生きられる時間」と関係なく、マイペースなソーシャルワーカーや保育士がいるとすれば、それは相手との関係的時間を生きられない（共有できない）、それゆえに信頼できない未熟な援助者ということになる。

2. ソーシャルワークの臨床的性格

A. 社会福祉における経験主義と知的合理主義

[1] 関係の事実性と現実性

援助者にとっての「方法としての臨床」の意味を簡単に述べてきたが、次にソーシャルワークの臨床的性格について検討してみよう。ソーシャルワークが真に効果的にしかも的確に力を発揮するためには、利用者と援助者が"いまここに""ともにいる"ということの、まさにその関係の**事実性**と**現実性**とを自覚的に認め合い、そして確認し合いながら歩を進めていく必要がある。残念なことではあるが、このソーシャルワークの臨床的性格が十分発揮されないままに、援助活動が進められてしまうという現実も、社会福祉の現場においては珍しくない。まずはこの現実に関する具体例から出発し、ソーシャルワークの臨床的性格の輪郭を示し、その重要性について確認しておこう。

事実性
facticity

現実性
actuality
英語のリアリティ（reality）とは区別している。また、相手となる対象が人の場合の"現実性"のことを指している。

[2] 社会福祉における経験主義

社会福祉の現場実習を行っている学生の巡回指導などで、その現場に実際に足を踏み入れ、さまざまな人と語り合う中で、少なからず耳にすることがいくつかある。その中には、なるほどと感じさせられることもあるし、まさかそんなことが実際にあるのかと耳を疑うこともある。それら多くの事柄の中の1つに、経験を活かした、あるいは大切にした援助方法を主張する現場スタッフが多いことは当然のことと言えるし、納得させられることも少なくない。そして、援助者の経験を活かした援助方法に異議を唱えるつもりもない。本当の意味で経験を活かした援助は、利用者のニーズやその生活世界を的確に把握した上での効果的な援助になる可能性が高い。

ところが、経験を大切にした援助方法といわれるものの中には、時として、それを駆使する援助者が自身の援助経験に基づく方法を絶対化してしまい、他の援助方法の可能性や創意工夫の余地をも否定してしまう、援助者自身の閉鎖的態度や防衛的態度から発しているものもある。4年制大学や短期大学、専門学校などを卒業して間もなくの有資格者よりも、無資格であっても現場での豊かな経験を活かした援助スタッフの方が、実際の援助場面においては遥かに的確で手際よく、しかも実際的な力になることはめずらしくない。しかし、この援助スタッフの経験の活用法が、その経験を排他的に絶対化した上での、自身の頑なな"色眼鏡"や固定化した枠組みを作り上げてしまうとすれば、それは他の人には閉じられた、言わば"**経験主義**"的な援助方法に過ぎなくなってしまう。そのような援助方法は、利用者の、あるがままの生活世界を的確に把握した上での援助方法にはつながらない。したがってそれは、ソーシャルワークの臨床的性格を十分に発揮した援助方法でないことは明らかである。なぜならば、そのような援助活動を行っている限りは、援助者自身の枠組みや色眼鏡にかなう限りでの利用者の現実しか見えてこないからである。こうした援助者の現場における的確さや手際よさは、援助者自身の固定的で柔軟性のない枠組みや閉鎖的な色眼鏡にかなう限りでの援助になってしまい、利用者への単なる"押しつけ"になり代わってしまうことになる。実はこの経験主義的な援助方法は、利用者のニーズや生活世界そのものを適切に把握できていないという意味では、援助者自身の経験を本当に大切にし、活かしているかどうかさえ疑わしい。こうした援助者は、経験の乏しい実習生に対しても、「つべこべ理屈を言わずに私の言う通りにしなさい」といった類いの、反論や疑問の余地を許さない権威主義的な指導者ということになる。本当の意味で自らの経験を活かしている援助（指導）者は、実習生の何にも捉われない新鮮な感覚からも多くを学び取り、援助者自身の経験をさらに豊かにしていける、開かれた態度の持ち主であり、権威主義的な指導者とは極めて対照的である。

[3] 社会福祉における知的合理主義

　経験主義的な援助方法とちょうど対極の位置にあるのが、"**知的合理主義**"的な援助者の態度と援助方法である。多くの場合、まだ社会福祉の現場での経験がない、しかもどちらかというとまじめで、現場実習などに際しては綿密な計画を練り、準備万端な学生に見かけられる。研究熱心で勉強好きな現場スタッフの中にもときどき見られる援助態度である。自分なりに工夫して得てきた援助に関する知識、技術、情報を実際の援助活動の

場面で工夫しながら効果的に活かしていくことは、援助者としては不可欠でしかも極めて大切なことである。しかしここでも、得てきた知識や技術、情報を実際の場面に照らし合わせず、前もってそれらを絶対化し、それらに一致する側面や現実しか見ようとしないような援助態度を助長してしまうとすれば、利用者からはどのような態度に見えるだろうか。自分自身を実験用のモルモットのように感じてしまう利用者がいるかもしれない。寝たきりになった自らの生を、さらに疎遠なものとしてしか受け取れなくなるかもしれない。いずれにしても、利用者にとっては、不幸な現実が一層不幸になってしまうだろう。

B. ソーシャルワークと臨床的態度

[1] 臨床的態度の必要性

　このように援助活動の場面における経験主義的態度と知的合理主義の態度は、利用者の置かれている、あるがままの現実を十分に汲み取れない、閉鎖的な援助態度であることは先にも指摘した。この両者は、基盤には明らかな相違があるにもかかわらず、双方とも利用者の生きた生活世界とあるがままの現実世界を、的確かつ適切に把握するということとはかけ離れている。どうしてなのだろうか。先にも指摘した通り、経験主義的態度は自らの経験を、知的合理主義の態度は既存の知識や情報を、それぞれ絶対化してしまい、そこから垣間見た現実や世界しか見ようとしない、あるいはそれを利用者の生活世界の全貌だと見なしたり、あるがままの現実を受容していると思い込んでしまう姿勢と直結する。援助者自身の長年にわたる経験や苦労して得てきた知識や情報に適わない利用者の生活や現実は、これら2つの態度の下では、結果的に切り捨てられてしまう。

　それでは、寝たきりになった高齢者、車椅子を主な移動手段として生活する障害者、手話を主なコミュニケーション手段とする聴覚障害者、甘えたい盛りに親と離れて暮らさざるを得ない児童、その他諸々の社会福祉サービス利用者の生活世界を理解し、具体的な援助技術や方法へと展開していくためには何が必要となるのだろうか。

　それは、援助者が利用者とかかわる"いまここで"を最大限に大切にする態度、あらかじめ得られた知識や情報、積み上げてきた経験を、利用者の世界を把握するために保留する態度ではないだろうか。利用者とともにいる、あるいは"いまここ"にある現実を利用者と"ともに生きる"**臨床的態度**の中からしか、利用者の主観的現実や生活世界（の意味）は見えてこない。これらが見えてこなければ真に効果的な援助は成立しない。

［2］臨床的態度と現実的公開性

　さらに、援助者の基本的態度としての臨床的態度には、**現実的公開性**[(11)]という専門的性格も含まれる。現実的公開性とは、対人援助活動にとって重要な特質だが、援助の場面だけに限定されるものでもない。援助に限らず、ビジネスや教育の場面でも大切である。その都度の "いまここ" を大切にする人にとっては、それぞれが置かれた状況や現実において開かれたオープンな態度を取らなければ、先入観や偏見、思い込みに捉われ大切なことを見落としたり、見失ってしまうことになりかねない。現実的公開性とは、各自が置かれた現実（的場面）において、いかにしたら開かれた態度が取れるかどうかという、人間の基本的姿勢や態度にかかわる。日常生活で他の人とかかわる場面においても同様に大切なことである。つまり、援助の場面においても日常の場面においても、「ここぞ」というときは特に、その都度その都度の "いまここ" を大切にし、そうした "いまここ" に開かれた態度を取ることが、場面にふさわしい行動に結びつき、場合によっては閉塞した状況を変革し新たな可能性を切り拓く契機にもなり得るのである。逆に言えば、臨床的態度とこの態度を基盤にした**感性**は、援助の領域や場面を問わず、鍛えたり訓練したりすることも可能である。その意味で、「もっと普段の自分の生活を大事にしなくては」[(5)]という社会福祉実習終了後の学生の言葉や、ある**スーパービジョン**を受けたソーシャルワーカーの次のような報告に注目しておく必要がある。「（自分自身の）この事例を**グループ・スーパービジョン**に提出するまで、自分の失敗にとらわれ、そこに凝り固まっていたようだ。皆と話し合う中で、そもそも相手との距離やかかわりとは何なのか問い直されたように感じた。それすらも、私の一方からの思いで見て、焦っていた。今いる地面に足をつけるようにと、引き戻されたように感じる」[(5)]。

　これらの言葉や報告が訴えるのは、援助者としての態度やセンスを磨くためには、自分自身の生活や、当たり前になっているためにかえって見えにくくなっている自分の足もとに気づくことが求められるということである。臨床的性格を備えたソーシャルワーク活動を展開していくためにも、こうした現実的公開性に目覚めることが必要である。あるいは、援助場面でのセンスを磨き上げるために日常生活の場面を利用するという以前に、援助場面においても日常生活の場面においてもその都度 "いまここ" を生きることによって、結果的に、他の人間の置かれているあるがままの現実や生活世界、あるいは他の人の気持ちをそのままに感じ取れる**感受性**が研ぎ澄まされるのである。臨床的態度から出発して得られる感性は、援助場面に効果的に活かされることもあれば、優れた芸術作品に結びついたり、

感性
sense

スーパービジョン
supervision
ここでは主にベテランあるいは経験豊かなソーシャルワーカーが、まだ経験の浅いソーシャルワーカーに、さまざまなアドバイスの機会を経ること。

グループ・スーパービジョン
group supervision

感受性
sensitivity
他の人や他の事物へと開かれた感性のこと。

日常生活をやり繰りしていく上でのさまざまな創意工夫となって実現されることもある。日々を、そしてさまざまな機会を自明視し、そこに胡坐をかくことからわずかでも抜け出て、それらを問い直し、再発見していくことが、援助者としてのセンスや素養を磨くことにつながるのは、これらの事態がソーシャルワーク活動の臨床的性格、とりわけその現実的公開性と深く関連するからである。

3. ソーシャルワークと日常性

A. 共同主観的な人間理解

[1] 主観的理解

　たとえばソーシャルワークにおける人間理解は、生活の中でも気づかれないままに生起している「わかる」という現実的公開性を基盤・土台にしつつ、さまざまな角度・レベルから利用者を総合的に理解していくことである。ソーシャルワークにおける日常性（**主観的理解**）から専門性（**客観的理解**）への道程は、このような人間理解の進展と深化のプロセスそのものである。

主観的理解

客観的理解

　われわれは日常的世界の中で日々生活している。このことは、われわれが主観的・個人的世界の中で、他とは引き離された個別的・日常的世界で生きていることを意味するのではない。たとえば、初めて1人で自転車に乗れたときの喜びは、他の人には理解できないかもしれない。この体験を自分自身の中だけに閉じ込めておくのであれば、それは、主観的・個人的世界の中にとどめておくことになる。この体験を母親に、父親に、兄弟に、そして友達に話すことによって、もっと喜びが広がるかもしれない。いろいろな所に行ける喜び、広い世界の中で風を切ることの喜び、そうした可能性がどんどん広がる場合もある。

　こうして、主観的・個人的であること（の体験）をその人の中だけに閉じ込めておくことと、他の人に語ることによって社会的な広がりの可能性を持たせることとでは、その体験の意味が全く異なってしまう。

[2] 共同主観的理解

　経済的な面での生活苦に陥っていることや、障害が理由で社会的な行動

が過度に制限されていることといった問題を、本人の胸の内だけにしまっておくならば、問題の解決にはつながらない。家族、親戚、地域住民がこのことをわかっていても、日常的・主観的な意味での"わかる"ことだけにとどめておくならば、問題解決が得られないばかりか、援助の糸口さえ見出せない。すでに見てきたように、ソーシャルワークの専門性が臨床的な対人援助の専門性の性格を帯びているということは、利用者の抱える問題を日常的なレベルでの主観的・個人的世界に閉じ込めておくのではなく、援助者との**共同主観**的理解へとその幅を広げていくことを意味する。それは、日常的な意味での"わかる"ことにとどまらず、ここを基点にし、必要に応じて利用者の諸データにも十分留意しながら、多面的・総合的に、つまりは客観的に利用者を理解していく営みである。

共同主観
個人の主観を個人の内面にとどめておくのではなく、他の個人と共有し合い（対立や納得を含む）多面的な側面を考慮に入れた主観に高めて行くこと。

[3] 客観的であることの意味

客観的であるということは、日常性の中の主観的なことを排除することではない。また、客観的データ（社会福祉調査によるデータ、介護認定、障害等級、医学的検査、心理テストなど）を経なければ客観的な認識にたどり着かないという考え方は、むしろ客観主義的認識なのであって、そういった考え方を保持することに躍起になることは、それ自体が、データや研究者のもっている枠組みを疑問視しないという意味で主観主義的である。少なくともソーシャルワークによる客観的理解とは、日常において主観的であることを排除するのではなく、それを明確化していくことから始まるのである。

B. ソーシャルワークの目標

[1] 個別化と共同主観化

ソーシャルワークにおける技術を駆使した客観的理解とは、援助者と利用者との間で展開される共同主観的理解といえる。この過程で、必要に応じて客観的データやその他の手続きなどを取り込むことによって、共同主観的という意味での客観化のプロセスが進めば進むほど、利用者の個別化のプロセスも進む。一見この共同主観化のプロセスと個別化のプロセスが同時進行することは矛盾するように受け取られるかもしれないが、必ずしも矛盾するものではない。ソーシャルワークにおける技術を駆使した上での問題解決のプロセスとは、利用者の社会生活をいかにその人らしく進めていけるようにするか、つまり利用者の**個別化**の模索のプロセスだからである。援助者と利用者の共同主観的理解が深まれば深まるほど、利用者の社会生活における個別化が実現されるのは当然の帰結である。

個別化
当事者一人ひとりの個別性・独立性を大切にし、その人らしく生きることができるよう努力する援助者の基本的態度・姿勢。

［2］生き方への援助とソーシャルワーク

利用者の主観的・個人的日常世界から、援助者（その他の人びとも含む）との共同主観的世界の共有・構築へという展開は、対人援助を基盤としたソーシャルワークの臨床的展開過程でもあった。もう１つの重要な課題は、ソーシャルワークにおける技術を駆使した援助活動の終結を、利用者の自立、つまり日常世界への還帰へと、いかにしたらつないでいけるかということである。利用者の社会生活の重視ということに関しては、ソーシャルワークの基礎となるモデル設定が、**医学モデル**から**生活モデル**へ、という利用者自身の生活を直接把握していこうという流れの中では当然のことである。治療をも含んだ、社会生活の支援や利用者の自立がその目標となるからである。対人援助活動を中心にした援助活動全般の意義は利用者にとって大きいものであるが、より重要なことは、利用者自身が自分自身の社会生活（援助者との関係以外のところ）の中で、自分の意志で何かを決めたり考えていく（**自己決定**）力を養っていくことである。なぜならば、それがその人らしく（**自己実現**）生きていくことの何よりの証しでもあるからだ。ソーシャルワークの究極的な目標は、援助活動終結後の利用者の生き方にどのくらい働きかけていくことができるか、という点にあるのかもしれない。その意味では、ソーシャルワーク活動は、利用者の日常性の生き方への援助でもある。

医学モデル／生活モデル
医学モデルは、診断-治療といった援助者中心に展開される援助モデルである。これに対して、生活モデルは、援助者と利用者が対等の立場から共同作業によって生活上の困難を克服していこうとする援助モデルである。

自己決定
self-determination

自己実現
self-actualization

注）
(1) 中村雄二郎『臨床の知とは何か』岩波新書，1992.
(2) 日本社会臨床学会編『人間・臨床・社会』社会臨床シリーズ4，影書房，1995，p.29.
(3) 早坂泰次郎編『現場からの現象学―本質学から現実学へ』川島書店，1999，p.21, pp.24-25.
(4) 野口裕二・大村英昭編『臨床社会学の実践』有斐閣選書，2001，p.19.
(5) 足立叡・佐藤俊一・平岡蕃編『ソーシャル・ケースワーク―対人援助の臨床福祉学』中央法規出版，1996，p.196, p.205.
(6) 早坂泰次郎編『〈関係性〉の人間学―良心的エゴイズムの心理』川島書店，1994，pp.81-88.
(7) 岡本夏木・浜田寿美男『発達心理学入門』岩波書店，1995，pp.46-48.
(8) 鷲田清一『「聴く」ことの力―臨床哲学試論』TBSブリタニカ，1999，pp.40-47.
(9) ミンコフスキー，E. 著／中江育生・清水誠訳『生きられる時間1』みすず書房，1981，第1章.
(10) レヴィナス，E. 著／原田佳彦訳『時間と他者』法政大学出版局，1986，p.3.
(11) 足立叡『臨床社会福祉学の基礎研究』淑徳大学社会学部研究叢書3，学文社，1996，pp.105-111.

※本章は以下の既出論文，著書の一部を大幅に修正し，構成されたものである．

柳澤孝主「社会福祉にとっての『臨床』の意味」『現代のエスプリ』452（臨床心理福祉学―福祉臨床と臨床心理の再考）至文堂，2005.

足立叡・佐藤俊一・平岡蕃編『ソーシャル・ケースワーク』中央法規出版，1996，第3章.

■理解を深めるための参考文献

●井手英策・柏木一恵・加藤忠相・中島康晴『ソーシャルワーカー――「身近」を革命する人たち』ちくま新書，2019.

著者4人がそれぞれの形で、"真のソーシャルワーカー"実現のための諸側面を明らかにした著書である。身近な現実の変革を唱える好書である。

●宮本節子『ソーシャルワーカーという仕事』筑摩書房，2013.

さまざまな意味で、社会の中で生きづらくなっている人、その人たちの視線からソーシャルワーカーの仕事の意味を問い続けている著書である。

●佐藤俊一『ケアを生み出す力――傾聴から対話的関係へ』川島書店，2011.

生きていることの基盤から、援助（ケア、ソーシャルワーク等を含む）することの意味を問う。「いまここ」を精一杯生きることからしか、援助の実践力は育たないことをさまざまな事例を通して力説している。

コラム　身近なことからの出発

キューブラー−ロス
Kübler-Ross, Elisabeth
1926 〜 2004

　ノンフィクションライターとして活躍している柳田邦男は、医療における医師と患者の関係に注目して、いくつかの著書の中で、医師の目の位置や目の高さについて触れている。たとえば、その著書『死ぬ瞬間』で有名な精神科医キューブラー−ロスの患者へのまなざしを指摘する。徹頭徹尾患者の側に身を寄せ、患者側の視点からケアの問題を模索している彼女自身の姿勢が、患者の目の高さやその位置に合わせたかかわりや態度の中に端的に写真集の中にも現れているという。彼女の写真を多く盛り込んだ著書を見ると、その姿勢や態度は顕著であるし、彼女自身の援助者としての〝魂〟のようなものさえ感じさせる。しかしこのことは、経験豊かで有名な精神科医だからこそ可能なのだろうか。

　今は亡き筆者の母が、かつて軽い脳出血を起こし、入院したことがある。1ヵ月半くらいの入院生活であった。その母が私に「本当に心配して見舞いに来る人と義理で来る人とはちがうね」と言うのである。「どうしてわかる」と尋ねると、「義理で来る人は座って話していかないよ」と答えた。本当に心配して来る人は、たとえ短時間であっても、座って、横になっている母の目の位置の高さに無意識的にその人の目を合わせて話していくというのである。

　その気になって自分自身の日常生活を振り返れば、ヒントになるようなことも沢山あるのかもしれない。しかもそれら多くのことは改善可能なものである。母の話を聞いていたらそう思った。要は自明になった日常の自分自身の姿勢に気づけるかどうかということである。目の位置や高さを取り上げたのは、ここに、本章で指摘した「方法としての臨床」、基本「姿勢・態度としての臨床」や臨床的視点の、少なくとも出発点になるようなことやそのヒントが隠されているのではないかと思うからである。意外に身近なところにもヒントがあるものである。

第2章 社会福祉士と精神保健福祉士の法的基盤

社会福祉の分野における国家資格として、社会福祉士、介護福祉士、精神保健福祉士、保育士などが挙げられる。これらの資格は、社会構造の変化や時代の要請によって登場し、それぞれの領域でその資格取得者による専門的な支援が展開されている。本章では、社会福祉士と精神保健福祉士というソーシャルワークの専門職を取り上げ、その法的基盤を中心に、以下の点について確認する。

1

社会福祉士と精神保健福祉士の法的規定を確認し、それぞれの資格の成立の背景や実践の場について理解する。

2

社会福祉士と精神保健福祉士の果たすべき義務や役割を確認し、それぞれの資格の多様な機能について理解する。

3

専門職とは何か、専門職の成立条件とは何かを理解し、専門職としてのソーシャルワークのあり方について検討する。

4

社会福祉の実践を担う専門職（ソーシャルワーカー）に求められる主要な3つの要素–価値と倫理、知識、技術—を整理し、その専門性について理解を深める。

1. 社会福祉士

A. 社会福祉士誕生の背景

　平均寿命の延伸による人口の高齢化とそれに伴う要介護高齢者の増大、社会・経済・文化構造の変化に伴う新たなニーズの出現、新しい福祉サービス供給主体の育成とその質の確保などを背景に「**社会福祉士及び介護福祉士法**」（1987〔昭和62〕年）が制定された。これにより社会福祉の領域における本格的な国家資格として、「**社会福祉士**」と「**介護福祉士**」が誕生したのである。社会福祉士は、多様化するニーズに応え、国民が安心して生活できる社会を実現するために、専門的な知識や技術をもって相談・指導にあたる専門職であり、各種相談機関（福祉事務所・児童相談所・婦人相談所・身体障害者更生相談所・知的障害者更生相談所など）や社会福祉施設（児童福祉施設・老人福祉施設・婦人保護施設・障害者支援施設など）、あるいは医療機関や社会福祉協議会などを主な実践の場としている。

介護福祉士
社会福祉士及び介護福祉士法に定められた国家資格。専門的な知識や技術を用いて、身体上もしくは精神上の障害があることにより、日常生活を営むのに支障がある者の介護を行う。また、介護を必要とする本人と家族に対して介護に関する指導を行う。

B. 社会福祉士の法的基盤

（1）社会福祉士及び介護福祉士法の目的

　この法律は、社会福祉士および介護福祉士の資格を定めて、その業務の適正を図り、もって社会福祉の増進に寄与することを目的とする（1条）。

（2）社会福祉士の定義

　この法律において「社会福祉士」とは、28条の登録を受け、社会福祉士の名称を用いて、専門的知識および技術をもって、身体上もしくは精神上の障害があることまたは環境上の理由により日常生活を営むのに支障がある者の福祉に関する相談に応じ、助言、指導、福祉サービスを提供する者または医師その他の保健医療サービスを提供する者その他の関係者との連絡および調整その他の援助を行うことを業とする者をいう（2条1項）。

（3）社会福祉士の義務等

①**誠実義務**：社会福祉士および介護福祉士は、その担当する者が個人の尊厳を保持し、自立した日常生活を営むことができるよう、常にその者の立場に立って、誠実にその業務を行わなければならない（44条の2）。

②**信用失墜行為の禁止**：社会福祉士または介護福祉士は、社会福祉士また

は介護福祉士の信用を傷つけるような行為をしてはならない（45条）。

③**秘密保持義務**：社会福祉士または介護福祉士は、正当な理由がなく、その業務に関して知り得た人の秘密を漏らしてはならない。社会福祉士または介護福祉士でなくなった後においても、同様とする（46条）。

④**連携**：社会福祉士は、その業務を行うに当たっては、その担当する者に、福祉サービスおよびこれに関連する保健医療サービスその他のサービスが総合的かつ適切に提供されるよう、地域に即した創意と工夫を行いつつ、福祉サービス関係者等との連携を保たなければならない（47条1項）。

⑤**資質向上の責務**：社会福祉士または介護福祉士は、社会福祉および介護を取り巻く環境の変化による業務の内容の変化に適応するため、相談援助または介護等に関する知識および技能の向上に努めなければならない（47条の2）。

⑥**名称使用の制限**：社会福祉士でない者は、社会福祉士という名称を使用してはならない（48条1項）。

2. 精神保健福祉士

A. 精神保健福祉士誕生の背景

社会福祉士及び介護福祉士法成立の10年後、精神障害者の医療機関への入院の長期化が指摘され、また精神障害者の社会復帰の促進などの観点から「**精神保健福祉士法**」（1997〔平成9〕年）が制定された。これにより社会福祉士、介護福祉士に次いで、社会福祉分野における国家資格として「**精神保健福祉士**」が誕生したのである。精神保健福祉士は、精神障害者やその家族が安心して必要な支援を受けることができるように、専門的な知識や技術をもって相談・指導にあたる専門職であり、精神科医療機関や精神障害者関連事業所、精神保健福祉センター、保健所などを主な実践の場としている。

B. 精神保健福祉士の法的基盤

(1) 精神保健福祉士法の目的

　この法律は、精神保健福祉士の資格を定めて、その業務の適正を図り、もって精神保健の向上および精神障害者の福祉の増進に寄与することを目的とする（1条）。

(2) 精神保健福祉士の定義

　この法律において「精神保健福祉士」とは、28条の登録を受け、精神保健福祉士の名称を用いて、精神障害者の保健および福祉に関する専門的知識および技術をもって、精神科病院その他の医療施設において精神障害の医療を受け、または精神障害者の社会復帰の促進を図ることを目的とする施設を利用している者の地域相談支援の利用に関する相談その他の社会復帰に関する相談に応じ、助言、指導、日常生活への適応のために必要な訓練その他の援助を行うことを業とする者をいう（2条）。

(3) 精神保健福祉士の義務等

①**誠実義務**：精神保健福祉士は、その担当する者が個人の尊厳を保持し、自立した生活を営むことができるよう、常にその者の立場に立って、誠実にその業務を行わなければならない（38条の2）。

②**信用失墜行為の禁止**：精神保健福祉士は、精神保健福祉士の信用を傷つけるような行為をしてはならない（39条）。

③**秘密保持義務**：精神保健福祉士は、正当な理由がなく、その業務に関して知り得た人の秘密を漏らしてはならない。精神保健福祉士でなくなった後においても、同様とする（40条）。

④**連携等**：精神保健福祉士は、その業務を行うに当たっては、その担当する者に対し、保健医療サービス、障害者の日常生活及び社会生活を総合的に支援するための法律5条1項に規定する障害福祉サービス、地域相談支援に関するサービスその他のサービスが密接な連携の下で総合的かつ適切に提供されるよう、これらのサービスを提供する者その他の関係者等との連携を保たなければならない（41条1）。

　精神保健福祉士は、その業務を行うに当たって精神障害者に主治の医師があるときは、その指導を受けなければならない（41条2項）。

⑤**資質向上の責務**：精神保健福祉士は、精神保健および精神障害者の福祉を取り巻く環境の変化による業務の内容の変化に適応するため、相談援助に関する知識および技能の向上に努めなければならない（41条の2）。

⑥**名称使用の制限**：精神保健福祉士でない者は、精神保健福祉士という名称を使用してはならない（42条）。

3. 社会福祉士と精神保健福祉士の専門性

A. 役割について

　社会福祉士と精神保健福祉士とでは、その専門とする領域にちがいがあるものの、**ソーシャルワーカー**という専門職である点において共通する役割が存在する。ソーシャルワーカーに求められる役割は、ニーズや問題の性質によって異なるが、おおむね次のように整理される[1]。

（1）相談援助者

　相談援助者機能は、ソーシャルワーカーにとって最も基本的なものである。一連の支援過程における協働作業を通して、問題の解決とクライエントの対処能力を高めていくものである。

（2）支援者、代弁者

　支援者機能は、ソーシャルワーカーが果たすべきさまざまな役割の基盤をなし、クライエントが自ら目的を達成することができるように側面的に支援するものである。また**代弁者機能**は、自らの権利や要求などを表現できず、具体的に実現できないクライエントを弁護し、代弁するものである。

（3）管理者、保護者

　管理者機能は２つの視点から捉えられる。１つは、問題の解決に取り組む中で生じるクライエントの葛藤を調整していくものであり、もう１つは、ソーシャルワークが実施される場の運営・管理を行っていくものである。また**保護者機能**は、生存の危機や生活の限界状況に直面しているクライエントに対して介入し、それを保護し、権利を保障するものである。

（4）仲介者、調停者

　仲介者機能は、クライエントと必要な社会資源とをより効果的に連携させようとする役割を担い、それを遂行するものである。また**調停者機能**は、問題や葛藤に直面している２人以上の当事者が合意に至るように図ったり、集団や組織が合意形成を可能にしたりするよう支援するものである。

（5）ネットワーカー

　ネットワーカー機能は、さまざまなソーシャル・サポートやサービスの体系をクライエントの生活の場で統合化し、ネットワーク化していくものである。

相談援助者
conferee

支援者
enabler

代弁者
advocator

管理者
manager

保護者
guardian

仲介者
broker

調停者
mediator

ネットワーカー
networker

(6) ケースマネジャー

　ケースマネジャー**機能**は、フォーマルおよびインフォーマルな支援と活動のネットワークを組織し、調整し、維持することを計画するものである。

(7) エデュケーター

　エデュケーター**機能**は、クライエントの社会的機能を高め、環境への対処能力を引き出すために、必要な情報や新たな技術を学習する機会を提供するものである。

B. 専門職について

[1] プロフェッショナルであるということ

プロフェッショナル
professional

プロフェッション
profession

プロフェス
profess

　専門職を表す言葉である**プロフェッショナル**、もしくは**プロフェッション**は、**プロフェス**を語源に成り立っている。プロフェスとは「明言する」「宣言する」「告白する」などの意味を持つものである。この視点から捉えた場合、専門職とは特定の知識や技術、豊かな経験を持ち合わせたものをいうのではなく、他者に向かって明言せざるを得ない何かを、あるいは告白し得る何かを自己の内面に形成している者を指す。

　古典的三大専門職とされるものに、医師、弁護士、聖職者がある。これらに共通する点の1つとして、相手となる人の「弱さにかかわること」が挙げられる。医師は肉体的な弱さに、弁護士は経済的な弱さに、そして聖職者は精神的な弱さにかかわるというのである。他方、ソーシャルワーカーはどうであろうか。ソーシャルワーカーもまた**社会生活上の弱さ**にかかわる職業といえるのではないだろうか。そのような弱さにかかわる者は、その弱さにつけこみ、それを利用し、自らの利益を得ることができる。しかし、それをしない。してはならない。ここに使命感ともいうべき厳しい**職業倫理**が求められるのである。ソーシャルワーカーは「**弱さにつけこまない**」「**弱さを分かち合う**」ことを明言する専門職といってよかろう。

[2] 専門職の属性

　専門職の成立要件は何であろうか。ソーシャルワークにおける代表的な**専門職の属性**について確認しよう。

全米慈善・矯正会議
national conference of
charities and
corrections

フレックスナー
Flexner, Abraham
1866〜1959

　ソーシャルワークという専門職への評価に関心が向けられたきっかけは、1915年にメリーランド州ボルチモアで開催された**全米慈善・矯正会議**における「ソーシャルワークは専門職か？」と題された**フレックスナー**による講演である。その中でフレックスナーは、医師を完成された専門職のモデルとし、専門職が成立するための属性として次の6項目を挙げている[2]。

①広範な個人的責任性を伴った、優れて知的な活動に関与するものであること。

②それらは事実に学ぶものであり、その構成員は生の事実から得た経験を実験や演習を通してたえず再検討すること。

③学問や知識だけにとどまらず、実践への応用を志向するものであること。

④伝授可能なものであり、高度に専門化された教育訓練を通して駆使展開できるものであること。

⑤それらは仲間集団を結成し、そして集団意識を持つようになって、活動や義務そして責任を保持しつつ、専門家組織を構成すること。

⑥諸個人を組織から排除または隔離することなく公益に寄与すること。そして社会的目的達成のために尽力すること。

フレックスナーは、これらの属性にソーシャルワークを照らし合わせ、**独自の技術**、専門教育のためのプログラム、専門職としての文献、実践技能を有していないことから「未だ専門職とはいえない」と結論づけた。

その後、この論議は、**グリーンウッド**の論文「専門職の属性」（1957年）において、専門職としての成熟度に論議を残しつつも、1つの結論を得るに至る。グリーンウッドは専門職の属性として、①体系的な理論、②専門職的権威、③社会的承認、④倫理綱領、⑤専門職的副次文化を挙げ、「ソーシャルワークは専門職である」とした。

さらに1960年代になると、**ミラーソン**によって「専門職とは、主観的にも客観的にも、相応の職業上の地位を認められ、一定の研究領域を持ち、専門的な訓練と教育とを経て、固有の職務を行う、比較的地位が高い、非肉体的職務に属する職業をいう」と定義され、その属性として、①公衆の福祉という目的、②理論と技術、③教育と訓練、④テストによる能力証明、⑤専門職団体の組織化、⑥倫理綱領、が確認されたのである[3]。

その他、プロセス・モデルに基づく専門職の研究では、「可能的専門職（自称専門職）—準専門職—新専門職—確立専門職」という職業発展の過程を示した**カー-ソンダース**、確立専門職と比較することによって準専門職の概念を明確化した**エツィオーニ**らの専門職論が代表的である。

ここでは著名な論者の見解を概括したが、専門職の成立条件は、特にプロセス・モデルの視点から考えれば、論議される際の時代背景や社会的要請、あるいは自らの社会的な地位向上の欲求などによって変化しうるものであり、発展していくものであることを確認しておく必要があろう[4]。

独自の技術
technology

グリーンウッド
Greenwood, Ernest
1910～2004

ミラーソン
Millerson, Geoffrey

カー-ソンダース
Carr-Saunders, A.

エツィオーニ
Etzioni, Amitai
1929～

C. 専門性について

［1］ ソーシャルワーカーと専門性

　ソーシャルワーカーの専門性を語る導入として、まずは事例を見てみよう。以下は、**福祉事務所**における初回面接の様子である。

事例1　**夫の暴力に苦しむ女性への支援**

　ある冬の日に、夫からの暴力に苦しむ女性が福祉事務所にやって来た。彼女は入り口付近でうつむいて立っている。

ソーシャルワーカー（以下、SW）：「はじめまして、私はここでソーシャルワーカーをしているMと申します（柔らかな表情で）」

女性：「………」

SW　：「よろしかったらお掛けになりませんか？　私のほうが座らせていただきますがよろしいでしょうか？（温かなまなざしで）」

女性：（うなずく）

SW　：「どのようなことでおいでになられましたか？　もしよろしければお話をお聞かせいただけますか？（やや前傾姿勢で）」

女性：「……。（少し間をおき）ここではどのようなことをしてくれるのでしょうか？」

SW　：「そうでしたね。そちらの話を先にするべきでしたね」

　ゆっくりと理解を促しながら説明を行ったが、女性が顔を上げることはなかった。

女性：「わかりました。失礼します（小さな声で）」

SW　：「お困りの内容はわかりませんが、ここにおいでになるのに随分と大変だったでしょうね。ここでのお話は決して外に持ち出すことはいたしません。もしよろしければ、○月○日の○時頃でしたら私がここにおりますので、いらしてみませんか？」

女性：「ええ（小さな声で）」

　何らかの問題を抱えた者が相談機関に出向くことには、相応の勇気と決意が伴うものである。つまり「生活に支障が生じる＝即座にサービスを利用する」という単純な図式は成り立たないのである。それを踏まえた上で、〈事例1〉を検討してみよう。

　女性は入り口付近で立ち止まり、ただうつむくだけで動こうとしない。いや、動けないといったほうが的確である。この女性の態度から大きな不安が感じ取れる。相談の内容よりも、不安そのものが先行しているのであ

福祉事務所
社会福祉法に定められた、住民に直結した福祉サービスの行政機関。正式には「福祉に関する事務所」という。

22

ろう。そのような女性に対しソーシャルワーカーは、自己紹介を行うことによって自らの立場を明らかにしている。この自己紹介は単なる挨拶ではなく、これから話し合われる内容について自分が責任を持って対応するということを女性に伝える意味も含んでいる。それに対して女性は何も語らずうつむいている。ここにも、来所時同様、ある種の女性の意思表示が隠されている（非言語による意思表示）。おそらく女性の心は、"私は何を話せばよいのだろうか" "私の話をしっかり聴いてくれるのだろうか" などの気持ちと、福祉事務所やソーシャルワーカーに対する疑心でいっぱいなのであろう。その気持ちを察したソーシャルワーカーは、"あなたの話を聴きます" という思いを来所の目的の確認として伝えている。無論、そこには**非言語的コミュニケーション**も存在するであろう。そうすることで、女性は重い口を開くのである。ソーシャルワーカーの「……随分と大変だったでしょうね。ここでのお話は決して外に持ち出すことはいたしません」という言葉からは、女性への**共感的理解**と**秘密保持**が見て取れる。初回面接の場面では特にそうであるが、ソーシャルワーカーには、不安や緊張を抱いているクライエントの言葉にならない思いや願いに耳を傾け、それを受けとめていく姿勢が必要であることを理解できよう。

　いうまでもなく、支援活動のねらいはニーズの充足にあり、それはニーズを把握（評価）することから始まる。言い換えれば、ニーズの発する問いかけに耳を傾けるということになる。一言でニーズの把握といっても、なかなか難しいものである。先の事例のように、クライエントの言葉にならない言葉から、表出されない行為から、あるいはクライエントを取り巻く環境から「聴く」必要があるからだ。さらにいえば、臨床場面においては、サービスを利用する者からの有形無形の問いかけがあり、ソーシャルワーカーはその多種多様な問題提起に対して答えていく責任性を持たなければならない（**レスポンシビリティ**）。ニーズを察知し、問いかけに応答するためには、**冷静な態度**、**鋭い感受性**、**深い洞察力**、**豊富な知識と技術**、そしてその知識や技術をどのように活用するのかという**態度と精神**が必要となる。この点にソーシャルワークに専門性が求められる理由が存在するのである[5]。

　さて、ソーシャルワーカーの専門性は、①**価値と倫理**、②**知識**、③**技術**、から構成される。以下、それぞれを確認してみよう。

［2］価値と倫理

　ソーシャルワークの価値とは、専門職として何を目指すのか、あるいは何を使命とするのかといった信念であり、また倫理とは、価値を実現する

**レスポンシビリティ
responsibility**
一般的な英和辞典の第一義では、「責任」「責務」という訳語があてられる。この語の動詞形は、respond であり、「応答する」「返答する」「反応する」という意である。かかわった他者への一定の応答や反応は、そのかかわった人の責任であるということを、この語は意味するのであろう。

ための現実的な行動の指針と規範である。まず価値についてであるが、今日のソーシャルワークにかかわる価値は、おおむね次のように整理することができる(6)。

①**根本的価値**：ソーシャルワークの存在を根拠づける価値であり、「個人の尊重」「自由」「平等」「社会正義」などを指す。

②**中心的価値**：ソーシャルワーク実践の方向性を指し示す価値であり、「健康で文化的な生活」「自己実現」「QOL」「エンパワメント」「社会的包摂」「自立」「ノーマライゼーション」などを指す。

③**手段的価値**：ソーシャルワーク実践における行動原則を導く価値であり、「自己決定」「プライバシー」「多様性」などを指す。

　根本的価値に挙げられている概念は、ソーシャルワークの拠り所となる土台であり、また中心的価値に挙げられている概念は、根本的価値を具現化するための要素（方針）として捉えることができる。そして、手段的価値に挙げられている概念は、前述の価値を実現するためにソーシャルワーカーの取り組むべき行為を表現しているといってよいだろう。ソーシャルワーカーは、これらの価値の実現のために個人や社会に働きかけるのである。

　次に、ソーシャルワークの倫理について「**倫理綱領**」をもとに考えてみよう。ソーシャルワーカーの倫理綱領における倫理基準（行動規範と責任）は、①**クライエントに対する倫理責任**、②**組織・職場に対する倫理責任**、③**社会に対する倫理責任**、④**専門職としての倫理責任**、で構成されている。

　第1に、クライエントに対する倫理責任では、「クライエントの利益の最優先」「説明責任」「クライエントの自己決定の尊重」「プライバシーの尊重と秘密の保持」などが謳われ、ソーシャルワーカーがクライエントの人権を侵害したり、利益を損なったりしないようにクライエントを保護することを規定している。第2に、組織・職場に対する倫理責任では、「最良の実践を行う責務」「同僚などへの敬意」「倫理綱領の理解の促進」「組織改革」などが謳われ、ソーシャルワーカーが自らの所属する組織の使命や理念を認識し、同僚などとともにソーシャルワークの倫理的実践に取り組み、同時に社会の変化に応じて組織の改革を図ることを定めている。第3に、社会に対する倫理責任では、「ソーシャル・インクルージョン」「社会への働きかけ」「グローバル社会への働きかけ」などが謳われ、ソーシャルワーカーの活動を、特定の個人や集団のみを対象にしたものではなく、広く社会に働きかけるものとして、人びとの主体性を活かしながら社会変革に取り組み、包摂的な社会を目指すことを自らの役割と位置づけている。第4に、専門職としての倫理責任では、「専門性の向上」「専門職の啓発」

倫理綱領
code of ethics

「信用失墜行為の禁止」「社会的信用の保持」「専門職の擁護」などが謳われ、ソーシャルワーカーの専門職としての社会的責任が明文化されている。ソーシャルワーカーは、これらの倫理責任を果たすことを自らの使命と確認し、実践に従事しているのである。

　しかしながら、倫理綱領を遵守するだけで、ソーシャルワーカーの業務が支障なく遂行されるわけではない。「倫理綱領は、ソーシャルワーカーが一般的に従うことが望ましい価値態度、従うべき行動規範・義務を表したものであるから、たいへん抽象的であり、個々の具体的な場面でのワーカーの望ましい行為を示唆するガイドラインではない[7]」との指摘があるように、具体的な場面でのソーシャルワーカーの望ましい行為の実践は、個々のソーシャルワーカーの判断や裁量に委ねられることになる。それゆえ、ソーシャルワーカーは日々の実践において、クライエントやその家族、あるいは同僚や上司などと自身との間に生じる価値観の相違に悩まされる場合も考えられる（**倫理上のジレンマ**）。

倫理上のジレンマ（倫理的ジレンマ）
支援の場面において、さまざまな価値や利害が相反する困難な状況に遭遇し、悩むこと。

[3] 知識

　ソーシャルワーカーは価値の実現を目指して支援する。そのためには、社会科学や自然科学に関する広範な知識を獲得する必要がある。また対象や状況に応じて、それらを的確に用いることが求められる。では、具体的にどのような知識が必要だろうか。事例をもとに考えてみよう。

事例2　ADHD（注意欠如・多動性障害）を持つ子どもへの支援[8]

　小学校に入学すると、T君の暴力はますますひどくなっていった。暴力だけにとどまらず、授業中教室内を走り回ったり、ときには教室から飛び出していったりすることもあった。その度に授業が中断され、周りの児童も騒ぎ始め授業の遅れが目立つようになり、担任の教師はT君の対応に苦慮していた。そのような状況は、次第に保護者の間でも噂になり、ある日、T君が1人のクラスメイトに怪我を負わせたことをきっかけに、一気に問題が表面化した。母親は周囲の保護者から「授業が中断されるのは困る」「周りに迷惑をかけるなら登校させないでほしい」などと責められるようになり、頼みの綱であった担任の教師からも「しつけが悪いのではないか」「どう教育しているのか」などと言われるようになった。誰からの支援も受けられないまま時間は過ぎていったが、あるインターネットのサイトで母親はADHDの存在を知った。"もしかするとわが子も……"という思いに駆られた母親は、T君とともに病院を訪れた。診断の結果はADHD。ショックを受けた母親は、児童相談所のソーシャルワーカーに

ADHD
Attention-Deficit/
Hyperactivity Disorder
注意欠如・多動性障害と訳される。主な症状として、①注意力や集中力を持続することができない「不注意」、②じっとしていることができない「多動性」、③結果を考えず突発的な行動を起こす「衝動性」、などが挙げられる。

相談した。

　さて、この〈事例2〉に登場するT君や母親を支援する場合に、どのような知識が必要であろうか。まず児童一般に対する基礎知識に加えて、ADHDという障害がどのような原因から起こるものであり、どのような症状をもたらすのか、あるいは他の障害との関係など、医学的、心理学的な視点も含めた障害そのものに対する正しい知識が必要となる。また、発達障害児を支援するための制度や政策、実施体制、その他の多様な社会資源に関する知識も求められよう。さらには障害を抱えるT君の心理や、T君をケアする母親の感情、精神状態などについても理解を深める必要がある。このようにソーシャルワーカーには、支援を展開するにあたって幅広い知識が要求されるのである。

　したがって、ソーシャルワーカーは、固有の支援方法（技術）の知識を土台に、①**人間を理解するための知識**（心理・発達・行動・精神など）、②**対象者を理解するための知識**（高齢者・障害者・児童・貧困状態にある者など）、③**実践現場を理解するための知識**（地域・機関・施設・家庭など）、④**実践領域を理解するための知識**（法律・制度・政策・理論など）、⑤**隣接領域を理解するための知識**（医学・社会学・心理学・リハビリテーション学など）、を獲得し活用していかなければならない。加えて、諸科学による既存の知識だけではなく、「臨床知」や「暗黙知」もまた支援を展開するうえで重要な役割を果たすことを確認する必要がある。

［4］技術

　ソーシャルワーカーに必要とされる専門技術は、**相談支援の技術**（ソーシャル・ケースワーク）をはじめ多岐にわたる。まずは相談支援の技術について、再び〈事例1〉をもとに考えてみよう。

　大きな不安と緊張を抱え、福祉事務所にやって来た女性に対し、ソーシャルワーカーはどのような技術を活用して対応すべきだろうか。面接の初期段階においては、クライエントの抱える不安や緊張を緩和し、安心感を与え、クライエントとソーシャルワーカーとの間に**信頼関係**（ラポール）を形成することが重要となる。そのためソーシャルワーカーは、**非言語的なコミュニケーション**技術を駆使し、クライエントへ自身の誠実さや温かさを伝える。より具体的にはソーシャルワーカーの、①**表情**（柔らかな表情・温かなまなざし）、②**姿勢**（やや前傾の姿勢を保つ・腕や足を組まない）、③**動作**（うなずき・あいづち）、④**話し方**（適度な速さ・間をとる）、などである[6]。そのような非言語的なコミュニケーション技術を適切に用

臨床知
臨床（の）知といった場合、「臨床への知」と「臨床からの知」とが考えられる。とりわけ後者では、他者とかかわる際の基本的な姿勢や態度が問われ、相手とともにあるかどうかという「方法としての臨床」「態度としての臨床」を意味する。
➡ p.3 第1章1節参照。

暗黙知
経験や直感に基づく知識であり、主観的で言語化することができないものをいう。⇔形式知

ソーシャル・ケースワーク
social casework
和訳では「個別援助技術」とされることが多い。

ラポール
rapport

いることで、クライエントは安心感を抱き始め、徐々に閉ざした心と重い口を開くものである。

　また、ソーシャルワーカーの態度や雰囲気も重要な意味を持つ。たとえば、①クライエントの発する言葉に積極的に耳を傾ける「**傾聴**」、②クライエントをあるがままに理解し受けとめる「**受容**」、③クライエントの独自性を理解し個人として捉える「**個別化**」、④クライエントを一方的に非難しない「**非審判的態度**」、⑤クライエントのプライバシーや秘密を守る「**秘密保持**」、などである。クライエントは、そのようなソーシャルワーカーの真摯な態度を認め、その働きかけに応えようとするのである。

　さらに、ソーシャルワーカーは多くの面接技法についても理解を深め、身につけなければならない。ここでは２つの技法を確認しておこう。クライエント（の抱える問題）を的確に理解するためには、質問の仕方に留意する必要がある。それは質問を効果的に行うことで、話の内容を深め、問題を明確化することができるからである（**質問の技法**）。質問はその応答の仕方によって「**開かれた質問**」と「**閉じられた質問**」とに分けられる。前者はクライエントが答える内容を限定せず、自由に答えられるような問いかけであり、クライエントを理解するために有効な技法である。後者は特定の内容に限定した問いかけであり、事実や情報の確認のために用いられる技法である。面接が進み、女性が「家庭のことで悩んでいるんです」と言ったとしよう。それに対しソーシャルワーカーは、どのように質問すればよいだろうか。ここでは女性が本当に言いたいこと、問題に思っていることを表現する機会を提供することが重要である。したがって「それは経済的なことですか？」「それはお子さんのことですか？」などと問いかけるのではなく、「それはどのようなことですか？」と開かれた質問であると同時に、ソーシャルワーカーの先入観を排除した質問の仕方でなければならない。

　クライエントの話す事柄や感情を、ソーシャルワーカーがクライエントに返していくことも重要である（**反映の技法**）。たとえば女性の「１年ほど前から毎日、夫に暴力を振るわれていて…。娘がいて…悪い影響が…心配で…」という言葉に対しては、「ご主人からの暴力に苦しまれているのですね。そのことが娘さんにも悪い影響を与えるのではないかと心配なのですね」と事実だけではなく、感情にも焦点を当て応答することが求められる。そうすることで、女性が自らの感情に気づき、それを理解することにつながるのである。また、女性がソーシャルワーカーに理解されていると感じることによって、信頼関係が形成されていくものである。このように相談支援では、言語・非言語のコミュニケーション技術、クライエント

傾聴
active listening

受容
acceptance

個別化
individualization

非審判的態度
non-judgmental attitude

秘密保持
confidentiality

開かれた質問
open question
クライエントの自由な応答を促すような質問。

閉じられた質問
closed question
「はい」「いいえ」、あるいは一語か二語で応答できるような質問。

反映の技法
reflection
特にクライエントの発言の情緒的な側面を言語化して返す技法。

に対する真摯な態度などを含めた、さまざまな面接技法が求められる。

　次に、〈事例2〉からはどのような技術の必要性が考えられるだろうか。前に述べた相談支援の技術が必要であることはいうまでもないが、ここでは別の視点から捉えてみよう。このようなケースでは、職種の異なる専門家（ソーシャルワーカー・医師・教師など）が問題を共有し、それぞれの立場から意見を出し合い、Ｔ君にとって最良と思われる方法を導き出し、それを実践していくことが求められる。つまり、**ネットワーク**の構築である。また一方では、Ｔ君の生活の場は家庭であり、地域社会であるから、家族や地域住民の理解と協力が不可欠となる。障害を持つＴ君を抱える家族に向けて、ソーシャルワーカーや民生委員などが連携を維持しながら情報を交換し、医師や教師、地域住民やボランティアを巻き込んだ支援体制を形成していかなければならない。さらには、Ｔ君の生活をより豊かにしていくという観点から必要なサービスを連動させることも重要である。このようにソーシャルワーカーには、フォーマル、インフォーマルな資源を**組織化する技術**や、クライエントとクライエントが必要とするサービスとを**結びつける技術**が必要とされる。

　ソーシャルワーカーに求められる技術として、相談支援の技術（ソーシャル・ケースワーク）とネットワークについて概括したが、対象や状況に応じて、別の技術を活用する必要がある。以下、代表的な支援技術を列挙しておく。

（1）ソーシャル・グループワーク

　意図的なグループ活動の中で生まれる相互作用とプログラム活動とを支援媒体として活用し、メンバーの成長やグループの発達を促すことによってニーズの充足を図るソーシャルワーク実践。

（2）コミュニティワーク

　地域で生じる問題に対し、住民が主体的・組織的・計画的に解決していけるように、側面的な支援を行うソーシャルワーク実践。

（3）社会福祉調査法

　社会福祉の対象者が抱える問題に関するデータを収集し、分析・整理を通して実証的な解明を図るソーシャルワーク実践。

（4）社会福祉運営管理法

　社会福祉の機関や施設などが、サービスの合理的かつ効果的な展開・発展を図るためのソーシャルワーク実践。

（5）社会福祉計画法

　さまざまな福祉課題に対応し、国民の生活の安定を図る計画的・予防的なソーシャルワーク実践。

ネットワーク
network
連帯と協力を基調に「共に生きる社会」の実現を目指して、個人・集団・機関などを組織化していく技法。課題を抱えている者を取り巻く社会環境を再編成し、より重層的な地域福祉の展開を期待する。

ソーシャル・グループワーク
social group work
集団を活用した支援。和訳では「集団援助技術」とされることが多い。

コミュニティワーク
community work
地域を対象・媒介とした支援。和訳では「地域援助技術」とされることが多い。

社会福祉調査法
social work research

社会福祉運営管理法
social welfare administration

社会福祉計画法
social welfare planning

(6) 社会活動法（ソーシャルアクション）

地域社会に生じる福祉課題に対し、当事者や地域住民が課題の解決や望ましい社会の実現を目的に、環境や制度の変革を目指すソーシャルワーク実践。

社会活動法
social action

(7) ケアマネジメント

クライエントの必要とするケアを調整する機能を持ち、最適なサービスを迅速かつ効果的に提供するための技法。

ケアマネジメント
care management

(8) スーパービジョン

社会福祉の機関や施設において、スーパーバイザーがスーパーバイジーに対して管理的・教育的・支持的機能を提供することによって、社会化の促進を含んだ専門職育成を行う過程。

スーパービジョン
supervision

(9) コンサルテーション

ソーシャルワーカーが、関連する他の分野の専門家から指導・助言を受ける過程。

コンサルテーション
consultation

(10) カウンセリング

心理的な問題を抱えるクライエントに対して、言語的・非言語的コミュニケーションを通して問題の解決を図る過程。

カウンセリング
counseling

さて、本章では、社会福祉士・精神保健福祉士の法的基盤と専門性について確認した。さまざまなところで指摘がなされているように、社会福祉の対象領域は流動的である。したがって、社会の変化や時代の要請によって、今後も両資格に関連する法律の改正や倫理綱領の改定などが行われていくことが考えられる。また、対象領域の拡大に伴い、求められる専門的な知識や技術に新たなものが加えられるかもしれない。それらを踏まえ次章では、社会福祉士と精神保健福祉士の定義をより深く学修し、専門職としての立場とその業務について確認しよう。さらに、ソーシャルワークのグローバル定義から、ソーシャルワークの価値、知識、方策、方法、方向性などについても考えてみよう。

注)

(1) 太田義弘・秋山薊二編『ジェネラル・ソーシャルワーク—社会福祉援助技術総論』光生館，2000，pp.155-200.

(2) 奥田いさよ『社会福祉専門職性の研究—ソーシャルワーク史からのアプローチ：わが国での定着化をめざして』川島書店，1992，p.67.

(3) 秋山智久『社会福祉実践論—方法原理・専門職・価値観』ミネルヴァ書房，2000，p.232.

(4) 秋山智久『社会福祉専門職の研究』社会福祉研究選書 3，ミネルヴァ書房，2007，pp.97-103.

(5) 阿部志郎『福祉の哲学（改訂版）』誠信書房，2008，pp.8-12.

(6) 副田あけみ『社会福祉援助技術論—ジェネラリスト・アプローチの視点から』社会福祉専門職ライブラリー（社会福祉士編），誠信書房，2005，p.36，pp.110-112.

(7) 副田あけみ「社会福祉援助実践における価値と倫理」『人文学報（第 525 号）』東京都立大学，1994，p.43.

(8) 佐藤克繁・山田州宏・星野政明・増田樹郎編『社会福祉援助技術論（応用編）—対人援助の豊かさを求めて』新課程・国家資格シリーズ 5，黎明書房，2003，pp.116-117. を一部修正した.

▌理解を深めるための参考文献

● 勝部麗子『ひとりぼっちをつくらない—コミュニティソーシャルワーカーの仕事』全国社会福祉協議会，2016.
孤独死、ごみ屋敷、ひきこもりなど、制度の狭間の問題に取り組むコミュニティソーシャルワーカーについて、自身の経験から語っている。

● 三島亜紀子『社会福祉学は「社会」をどう捉えてきたのか—ソーシャルワークのグローバル定義における専門職像』勁草書房，2017.
グローバル定義に新たに盛り込まれた概念の原理や背景などを明らかにし、今後の日本のソーシャルワークのあり方について考察している。

コラム　プロフェッショナルの仕事

　「専門家」や「専門職」という言葉から何を連想するだろうか。お
そらく、1つのことだけに取り組んでいる人であるとか、1つのこと
だけを仕事にしている人を思い浮かべるのではないだろうか。具体的
には、医師、弁護士、ソーシャルワーカー……。彼らのような職業に
就いている人は「プロフェッショナル」と呼んでよい。プロフェッシ
ョナルとは、特定の分野において優れた技能を持ち、それをもとに生
計を立てている人を指す。医師は病気の診察や治療を行い、弁護士は
訴訟に関する行為や一般の法律事務を取り扱い、ソーシャルワーカー
はクライエントや関係者に身体的・心理的・社会的な支援を行う。

　では、一般の仕事とのちがいは何であろうか。結論を先取りすれば、
仕事の「目的」と「質」において異なるといえる。一般の仕事は、通
常「営利」を目的とするが、プロフェッショナルは「社会的価値の実
現」を目指すものである。ソーシャルワーカーに限っていえば、たと
えば「社会正義」「自己実現」「社会的包摂」などといった社会的価値
の実現を目指していると考えることができる。また、質的にも一般の
仕事とは異なる側面がある。確かに一般の仕事であっても、プロフェ
ッショナルと同じように精密さが要求される職業も存在する。しかし
ながら、プロフェッショナルには精密さだけではなく、ルーチンワー
クとは反対の「そうぞうせい（想像性・創造性）」が必要とされるの
である。

　したがって、プロフェッショナルとは「社会的価値」の実現を目指
すものであり、その仕事には「そうぞうせい（想像性・創造性）」が
求められるといえるのではないだろうか。

第3章 ソーシャルワークの概念と定義

ソーシャルワークの概念は国際ソーシャルワーカー連盟で国際的に定義づけられている。相談援助という用語はそれとほぼ同義で用いられ、日本の国内法において、その業務内容も含め幅広く規定されている。この章では、日本の国内法で規定されている相談援助の概念と国際的に定義されているソーシャルワークの概念を紹介する。

1

社会福祉士及び介護福祉士法に規定されている社会福祉士の業務としての「相談援助」の内容を理解するとともに、その専門性や援助の対象、内容、方法にかかわる概念を理解する。

2

精神保健福祉士法に規定されている精神保健福祉士の業務としての「相談援助」の内容を理解するとともに、その専門性や援助の対象、内容、方法にかかわる概念を理解する。

3

ソーシャルワーカーの国際的組織である国際ソーシャルワーカー連盟における「ソーシャルワーク」の定義について、その中核概念とソーシャルワーク専門職の任務、原則、知、実践の把握を通して理解を深める。

4

全米ソーシャルワーカー協会の定める3つの目的を概観した上で、同協会における「ソーシャルワーク」の定義について理解を深める。

1. 相談援助の概念と定義

　この節ではまず、「相談援助」の概念について、「社会福祉士及び介護福祉士法」と「精神保健福祉士法」における定義を紹介する。

A. 相談援助

　1987（昭和62）年に「**社会福祉士及び介護福祉士法**」が成立して以来、現在に至るまでの間に、介護保険制度の施行などによる「措置制度から契約制度へ」の転換など、社会福祉の状況は大きく変化してきた。それらの変化に伴って社会福祉士の役割はますます重要になり、その活躍が期待されているところである。

　わが国の社会福祉士資格は業務独占ではなく名称独占であるが、それは単に呼称を使用することができるだけということではなく、その肩書きをもって専門的業務を行うことが認められているということである。その専門的業務の内容は「**相談援助**」として定義されている。

相談援助
保育士および介護福祉士も、その業務において相談援助を行うことはあるが、専門的業務として法律に規定されていないため、ここでは取り上げない。

　また、同じく「相談援助」を業として規定されている国家資格に精神保健福祉士がある。そこで、社会福祉士および精神保健福祉士の業として定められている「相談援助」の内容についてそれぞれ見ていくことにしよう。

B. 社会福祉士及び介護福祉士法

[1]「相談援助」の定義

　社会福祉士の業務内容については、「社会福祉士及び介護福祉士法」の2条において次のように定められている。

> 　この法律において「社会福祉士」とは、28条の登録を受け、社会福祉士の名称を用いて、専門的知識及び技術をもって、身体上若しくは精神上の障害があること又は環境上の理由により日常生活を営むのに支障がある者の福祉に関する相談に応じ、助言、指導、福祉サービスを提供する者又は医師その他の保健医療サービスを提供する者その他の関係者との連絡及び調整その他の援助を行うことを業とする者をいう。

　ここで定義されている社会福祉士の業務内容を、同法では「相談援助」と呼んでいる。そこで次に、この定義をもとに「相談援助」の内容につい

て詳しく見ていくことにしよう。

[2] 専門的知識および技術

　社会福祉士の名称を用いて相談援助を行う上での拠り所となるのが「専門的知識および技術」である。同法5条では、「**社会福祉士試験は、社会福祉士として必要な知識及び技能について行う**」とされていることから、国家試験の出題内容が社会福祉士に求められる知識や技能であるということになる。しかしこれは、社会福祉士として最低限必要な知識・技能を定めたものであり、資格取得後も知識を広めまた深めるとともに、援助技術に磨きを掛けるべく研鑽を重ねることが不可欠であることは言うまでもない。

　特に諸制度の根拠となっている社会福祉関連法規の内容を熟知していることは重要であるが、これらの法律や制度はしばしば改正されるので、常に最新の情報が入手できるようなルートを確保しておくことも大切であろう。

　また、ソーシャルワーカーの専門的な技術または方法論として日本ソーシャルワーカー協会倫理問題委員会では、次の5つを挙げている[1]。すなわち、ケースワーク、グループワーク、コミュニティワーク、ソーシャルアクション、ソーシャル・ウェルフェア・アドミニストレーションである。

[3] 援助の対象

　相談援助の対象は、「日常生活を営むのに支障がある者」であり、その支障をきたしている理由として、身体上の障害や精神上の障害、環境上の問題が挙げられている。注意しなければならないのは、身体上の障害や精神上の障害が直接「援助の対象」となるための条件として挙げられているわけではないことである。

　また、ここでいう「支障」の範囲を特定することは難しいが、日本国憲法25条の規定に照らせば、健康で文化的な最低限度の生活を営むのに支障をきたしている状態は、明らかにこの援助の対象であると考えられる。

　本来、クライエントが「支障」を感じており、援助を求めているのであれば、すべて相談援助の対象として対応するべきであり、その「支障」の程度を問うのは、クライエントからの訴えや要望を十分に聴き、状況を正確に把握してから慎重に判断することが必要であろう。

[4] 福祉に関する相談

　日常生活を営む上で支障をきたしている者の「福祉に関する相談」に応

じることが、社会福祉士の業務として定められている。

　この相談において、日常生活に支障をきたしている問題やクライエントのニーズを的確に把握し、対処の方法を検討していくことになる。この相談という相互的行為を通じて、クライエントの心理的な不安感やストレスは軽減され、ケースによっては問題そのものが解決するということもあるだろう。単に相談に応じるだけならば、誰にでも容易にできることのように思われがちであるが、それを業務として責任を果たすためには専門的知識とともに、高いコミュニケーション能力や理解力、判断力などが必要であり、社会福祉士はその専門家として社会的に期待されている。

[5] 助言・指導

　相談を通して、生活に支障をきたしている具体的な問題やクライエントのニーズが明確になったところで、次にその問題への対処の方法を示すことが必要になる。それが「相談援助」の業務内容として次に定められている「助言・指導」である。「指導」という表現には抵抗を感じる人もいるかもしれないが、指導とはもともと目標や方法などを指し示し、教え導くことであり、必ずしも一方的にそれを押しつけたり、強制したりすることを意味するものではない。

　反対に「助言」は一般的に穏やかなイメージがあるが、援助者の側が「助言」のつもりで発した言葉が、クライエントには強圧的なものとして感じ取られるということも往々にしてあるので、注意が必要であろう。

[6] 連絡・調整

　クライエントの抱える問題状況によっては、助言・指導によって相談援助が終結する場合もあるが、クライエントへの助言・指導とともに、他の福祉サービス関係者へ連絡を行い協力を要請したり、業務分担の調整を行うことが必要な場合もある。このような連絡・調整の役割も、「相談援助」において重要な業務の1つとして位置づけられている。連絡や調整の相手となるのは、福祉サービス関係者や医師、保健医療サービス関係者はもとより、クライエントの家族や地域住民など、必要に応じてあらゆる人がその対象となる可能性がある。

[7] その他の援助

　社会福祉士の業務すなわち「相談援助」の内容として最後に記されているのは「その他の援助」ということである。ここで用いられている「その他」という表現は、決して重要性や発生頻度の低さを示すものと考えるべ

きではない。社会福祉士に求められる相談援助業務の内容は多種多様であり、クライエント一人ひとりの個別性に応じた本来的な援助を行うためには、既成の枠組みにとらわれない柔軟な対応が必要となるだろう。

ただしそれは、社会規範や倫理規定からの逸脱を容認することを意味するのではなく、そこには高度な遵法意識や倫理観を兼ね備えたバランス感覚が求められていることを忘れてはならない。

C. 精神保健福祉士法

[1]「相談援助」の定義

精神保健福祉士法では、**精神保健福祉士**を以下のように定義している。

> この法律において「精神保健福祉士」とは、28条の登録を受け、精神保健福祉士の名称を用いて、精神障害者の保健及び福祉に関する専門的知識及び技術をもって、精神科病院その他の医療施設において精神障害の医療を受け、又は精神障害者の社会復帰の促進を図ることを目的とする施設を利用している者の社会復帰に関する相談に応じ、助言、指導、日常生活への適応のために必要な訓練その他の援助を行うことを業とする者をいう。

そしてここで定義されている業務内容を、同法では「相談援助」と呼んでいる。

[2] 精神保健福祉士と社会福祉士の「相談援助」の違い

精神保健福祉士法に定められた「相談援助」は、社会福祉士のそれにくらべると対象や範囲がより具体的に限定されていることがわかる。依拠するものは「精神障害者の保健及び福祉に関する専門的知識及び技術」となり、対象者は「精神科病院その他の医療施設において精神障害の医療を受け」ている者や、「精神障害者の社会復帰の促進を図ることを目的とする施設」の利用者に絞られている。

これは精神保健福祉士が、社会福祉士と同じソーシャルワークの担い手でありながら、特に精神障害者の保健および福祉を専門的業務とする**精神科ソーシャルワーカー**としての役割を期待されていることを示している。

精神科ソーシャルワーカー
PSW: Psychiatric Social Worker

[3] 社会復帰に関する相談援助

なお、短期大学等で指定科目を履修して卒業した後に、精神保健福祉士国家試験の受験資格を取得するために必要となる「実務経験」は、「社会復帰に関する相談援助」を主たる業務として行っていることが条件になっている。その相談援助の例としては次のようなものが挙げられる。

- 精神障害者の社会復帰に関し、退院後の住居や就労および各種の給付制度などの相談に応じること。
- 精神障害者が社会復帰を行うにあたり、どのような支援制度を利用すべきかなど、退院後の生活についての助言、指導を行うこと。
- 規則的な生活、金銭の自己管理および掃除、洗濯、買い物などの日常生活への適応のための必要な訓練を行うこと。
- その他家庭あるいは職場、学校との連絡調整や手続きなどの援助を行うこと。

2. ソーシャルワークの国際定義

国際ソーシャルワーカー連盟
IFSW: International Federation of Social Workers

国際ソーシャルワーク学校連盟
IASSW: International Association of Schools of Social Work

日本社会福祉教育学校連盟（現：日本ソーシャルワーク教育学校連盟）
日本社会福祉士養成校協会と日本精神保健福祉士養成校協会とともに統合され、日本ソーシャルワーク教育学校連盟に名称を変更。

社会福祉専門職団体協議会（現：日本ソーシャルワーカー連盟）
日本社会福祉士会、日本精神保健福祉士協会、日本医療社会福祉協会、日本ソーシャルワーカー協会の4団体により「社専協」を組織し、IFSW に加盟。その後「社専協」は日本ソーシャルワーカー連盟に名称を変更。

地域・民族固有の知
indigenous knowledge
世界各地に根ざし、人々が集団レベルで長期間受け継いできた知。

ウェルビーイング
well-being

次にこの節では国際的な組織である、「国際ソーシャルワーカー連盟」と「全米ソーシャルワーカー協会」における「ソーシャルワーク」の定義を紹介する。

A. 国際ソーシャルワーカー連盟によるソーシャルワークの定義

2014 年 7 月にオーストラリアのメルボルンで開催された**国際ソーシャルワーカー連盟（IFSW）**と**国際ソーシャルワーク学校連盟（IASSW）**の国際総会で「ソーシャルワークのグローバル定義」が採択された。この定義は、2000 年に採択された国際定義に代わるものである。

このグローバル定義は、**日本社会福祉教育学校連盟**と**社会福祉専門職団体協議会**との共同作業により日本語訳版が以下の通り（[1] 定義、[2] 注釈）作成されている。

[1] 定義

ソーシャルワークは、社会変革と社会開発、社会的結束、および人々のエンパワメントと解放を促進する、実践に基づいた専門職であり学問である。社会正義、人権、集団的責任、および多様性尊重の諸原理は、ソーシャルワークの中核をなす。ソーシャルワークの理論、社会科学、人文学、および**地域・民族固有の知**を基盤として、ソーシャルワークは、生活課題に取り組み**ウェルビーイング**を高めるよう、人々やさまざまな構造に働きかける。この定義は、各国および世界の各地域で展開してもよい。

［2］注釈

注釈は、定義に用いられる中核概念を説明し、ソーシャルワーク専門職の中核となる任務、原則、知、実践について詳述するものである。

（1）中核となる任務

ソーシャルワーク専門職の中核となる任務には、社会変革、社会開発、社会的結束の促進、および人々の**エンパワメント**と解放がある。

ソーシャルワークは、相互に結び付いた歴史的、社会経済的、文化的、空間的、政治的、個人的要素が人々のウェルビーイングと発展にとってチャンスにも障壁にもなることを認識している、実践に基づいた専門職であり学問である。構造的障壁は、不平等、差別、搾取、抑圧の永続につながる。人種、階級、言語、宗教、ジェンダー、障害、文化、性的指向などに基づく抑圧や、特権の構造的原因の探求を通して批判的意識を養うこと、そして構造的・個人的障壁の問題に取り組む行動戦略を立てることは、人々のエンパワメントと解放を目指す実践の中核をなす。不利な立場にある人々と連帯しつつ、この専門職は、貧困を軽減し、脆弱で抑圧された人々を解放し、社会的包摂と社会的結束を促進すべく努力する。

社会変革の任務は、個人、家族、小集団、共同体、社会のどのレベルであれ、現状が変革と開発を必要とするとみなされる時、ソーシャルワークが介入することを前提としている。それは、周縁化、社会的排除、抑圧の原因となる構造的条件に挑戦し変革する必要によって突き動かされる。

社会変革のイニシアチブは、人権および経済的、環境的、社会的正義の増進において人々の主体性が果たす役割を認識する。また、ソーシャルワーク専門職は、それがいかなる特定の集団の周縁化、排除、抑圧にも利用されない限りにおいて、社会的安定の維持にも等しく関与する。

社会開発という概念は、介入のための戦略、最終的に目指す状態、および（通常の残余的および制度的枠組みに加えて）政策的枠組みなどを意味する。それは、（持続可能な発展を目指し、ミクロ−マクロの区分を超えて、複数のシステムレベルおよびセクター間・専門職間の協働を統合するような）全体的、生物−心理−社会的、およびスピリチュアルなアセスメントと介入に基づいている。それは社会構造的かつ経済的な開発に優先権を与えるものであり、経済成長こそが社会開発の前提条件であるという従来の考え方には賛同しない。

（2）原則

ソーシャルワークの大原則は、人間の内在的価値と尊厳の尊重、危害を加えないこと、多様性の尊重、人権と社会正義の支持である。

人権と社会正義を擁護し支持することは、ソーシャルワークを動機づけ、

エンパワメント
empowerment

39

正当化するものである。ソーシャルワーク専門職は、人権と集団的責任の共存が必要であることを認識する。集団的責任という考えは、1つには、人々がお互い同士、そして環境に対して責任をもつ限りにおいて、はじめて個人の権利が日常レベルで実現されるという現実、もう1つには、共同体の中で互恵的な関係を確立することの重要性を強調する。したがって、ソーシャルワークの主な焦点は、あらゆるレベルにおいて人々の権利を主張すること、および、人々が互いのウェルビーイングに責任をもち、人と人の間、そして人々と環境の間の相互依存を認識し尊重するように促すことにある。

　ソーシャルワークは、第一、第二、第三世代の権利を尊重する。第一世代の権利とは、言論や良心の自由、拷問や恣意的拘束からの自由など、市民的・政治的権利を指す。第二世代の権利とは、合理的なレベルの教育、保健医療、住居、少数言語の権利など、社会経済的・文化的権利を指す。第三世代の権利は自然界、生物多様性や世代間平等の権利に焦点を当てる。これらの権利は、互いに補強し依存しあうものであり、個人の権利と集団的権利の両方を含んでいる。

　「危害を加えないこと」と「多様性の尊重」は、状況によっては、対立し、競合する価値観となることがある。たとえば、女性や同性愛者などのマイノリティの権利（生存権さえも）が文化の名において侵害される場合などである。「ソーシャルワークの教育・養成に関する世界基準」は、ソーシャルワーカーの教育は基本的人権アプローチに基づくべきと主張することによって、この複雑な問題に対処しようとしている。そこには以下の注が付されている。

　文化的信念、価値、および伝統が人々の基本的人権を侵害するところでは、そのようなアプローチ（基本的人権アプローチ）が建設的な対決と変化を促すかもしれない。そもそも文化とは社会的に構成されるダイナミックなものであり、解体され変化しうるものである。そのような建設的な対決、解体、および変化は、特定の文化的価値・信念・伝統を深く理解した上で、人権という（特定の文化よりも）広範な問題に関して、その文化的集団のメンバーと批判的で思慮深い対話を行うことを通して促進されうる。

（3）知

　ソーシャルワークは、複数の学問分野をまたぎ、その境界を超えていくものであり、広範な科学的諸理論および研究を利用する。ここでは、「科学」を「知」というそのもっとも基本的な意味で理解したい。

　ソーシャルワークは、常に発展し続ける自らの理論的基盤および研究はもちろん、コミュニティ開発、全人的教育学、行政学、人類学、生態学、

経済学、教育学、運営管理学、看護学、精神医学、心理学、保健学、社会学など、他の人間諸科学の理論をも利用する。ソーシャルワークの研究と理論の独自性は、その応用性と解放志向性にある。多くのソーシャルワーク研究と理論は、サービス利用者との双方向性のある対話的過程を通して共同で作り上げられてきたものであり、それゆえに特定の実践環境に特徴づけられる。

　ここに提案した定義は、ソーシャルワークは特定の実践環境や西洋の諸理論だけでなく、先住民を含めた諸民族固有の知にも拠っていることを認識している。植民地主義の結果、西洋の理論や知識のみが評価され、諸民族固有の知は、西洋の理論や知識によって過小評価され、軽視され、支配されてきた。この定義案は、世界のどの地域、国、区域の先住民たちも、その独自の価値観および知を作り出し、それらを伝達する様式によって、科学に対して計り知れない貢献をしてきたことを認めるとともに、そうすることによって西洋の支配の過程を止め、反転させようとする。ソーシャルワークは、世界中の先住民たちの声に耳を傾け学ぶことによって、西洋の歴史的な科学的植民地主義と覇権を是正しようとする。こうして、ソーシャルワークの知は、先住民の人々と共同で作り出され、ローカルにも国際的にも、より適切に実践されることになるだろう。国連の資料に拠りつつ、IFSW は先住民を以下のように定義している。

- 地理的に明確な先祖伝来の領域に居住している（あるいはその土地への愛着を維持している）。
- 自らの領域において、明確な社会的、経済的、政治的制度を維持する傾向がある。
- 彼らは通常、その国の社会に完全に同化するよりも、文化的、地理的、制度的に独自であり続けることを望む。
- 先住民あるいは部族というアイデンティティをもつ。

（4）実践

　ソーシャルワークの正統性と任務は、人々がその環境と相互作用する接点への介入にある。環境は、人々の生活に深い影響を及ぼすものであり、人々がその中にあるさまざまな社会システムおよび自然的、地理的環境を含んでいる。ソーシャルワークの参加重視の方法論は、「生活課題に取り組みウェルビーイングを高めるよう、人々やさまざまな構造に働きかける」という部分に表現されている。ソーシャルワークは、できる限り、「人々のために」ではなく、「人々とともに」働くという考え方をとる。社会開発パラダイムにしたがって、ソーシャルワーカーは、システムの維持あるいは変革に向けて、さまざまなシステムレベルで一連のスキル、テ

クニック、戦略、原則、活動を活用する。ソーシャルワークの実践は、さ
まざまな形のセラピーやカウンセリング、グループワーク、コミュニティ
ワーク、政策立案や分析、アドボカシーや政治的介入など、広範囲に及ぶ。
解放を促進する観点から、この定義は次のような考えを支持する。すなわ
ち、ソーシャルワークの戦略は、抑圧的な権力や不正義の構造的原因と対
決しそれに挑戦するために、人々の希望、自尊心、創造的力を増大させる
ことを目指すものであり、それゆえ、介入のミクロ−マクロ的、個人的−
政治的次元を一貫性のある全体に統合することができる。ソーシャルワー
クが全体性を指向する性質は普遍的である。しかしその一方で、ソーシャ
ルワークの実践が実際上何を優先するかは、国や時代により、歴史的、文
化的、政治的、社会経済的条件により、多様である。

　この定義に表現された価値や原則を守り、高め、実現することは、世界
中のソーシャルワーカーの責任である。ソーシャルワーカーたちがその価
値やビジョンに積極的に関与することによってのみ、ソーシャルワークの
定義は意味をもつのである。

B. 全米ソーシャルワーカー協会の定義

　全米ソーシャルワーカー協会（NASW）は 12 万人の会員を擁し、ソー
シャルワーカーの専門職団体としては世界最大のものである。NASW は、
1955 年に既存の 7 つのソーシャルワーク団体が合同合併して生まれたも
ので、高水準のソーシャルワーク実践を推進し、サービス利用者を擁護す
ることを協会の主な目的としている。

　NASW は 1973 年にソーシャルワークサービス人材基準という方策文書
を公表し、ソーシャルワークを以下のように定義している。

> 　ソーシャルワークは、人々がよりよく社会に機能（適応）していく力や望まし
> い社会状況を創り出していく力を強めるために、個人やグループ、地域などを支
> 援する専門職業的な活動である。具体的には、ソーシャルワーク固有の価値、原
> 則、知識、技術などに基づいて、①人々が福祉サービスなどの社会資源を活用で
> きるように援助する、②個人、家族、グループを対象にカウンセリングや心理療
> 法を実施する、③地域のグループや社会機関がサービス供給システムの改善や社
> 会資源の発掘ができるように援助する、④社会福祉の政策立案や制度化の過程に
> 参画する。

　ソーシャルワーカーという専門職は、伝統的な定義からも実践的な定義
からも、公式的な知識基盤、理論の概念、特定の機能に関する技能、本質
的な社会的価値を提供する専門職であり、それらは効果的で建設的なソー

シャルサービス提供の実践を社会が要請していることに応えるものである。

　NASW の母体となった団体には、アメリカのグループワーク協会や医療ソーシャルワーカー協会、精神医学ソーシャルワーカー協会、スクールソーシャルワーカー協会、コミュニティ・オーガニゼーション協会などがあり、NASW によるソーシャルワークの定義は、それぞれの専門的職域や方法別の理論的枠組みに囚われない統合的な定義になっている。それは NASW の定める下記 3 つの目的からもうかがえる。

①ソーシャルワーク専門職を強化し、統合すること。

②ソーシャルワーク実践の発展を推進すること。

③健全な社会政策を促進させること。

注）

　(1)　仲村優一監修／日本ソーシャルワーカー協会倫理問題委員会編『ソーシャルワーク倫理ハンドブック』中央法規出版，1999，pp.192–193.

引用参考文献

● 柳澤孝主編『臨床に必要な社会福祉援助技術—社会福祉援助技術論』弘文堂，2006.
● National Association of Social Workers, *Standards for Social Service Manpower*, 1973.
● 全米ソーシャルワーカー協会編／日本ソーシャルワーカー協会訳『ソーシャルワーク実務基準および業務指針』相川書房，1997.
● 山縣文治監修『社会福祉の基礎資料 2008 —法令とデータ』ミネルヴァ書房，2008.
● 社団法人日本社会福祉士会倫理委員会編『社会福祉士の倫理—倫理綱領実践ハンドブック』中央法規出版，2007.

▌理解を深めるための参考文献

● **米村美奈『臨床ソーシャルワークの援助方法論』みらい，2006.**
　医療ソーシャルワークにおける相談援助実践の概念化を通して、対人援助の方法論的理論化を試みた好著。
● **稲沢公一『援助関係論入門—「人と人との」関係性』有斐閣，2017.**
　援助を構成する要素や援助モデル、理論史の解説を通して、人が人を助ける理由に改めて立ち返り、対人援助に関する基礎理論を解説した入門書。

コラム ソーシャルワークと「社会」

「社会」という言葉は、明治時代の初めに東京日々新聞主筆の福地桜痴により society の翻訳語として作られたものとされる。それはつまり、それまでの日本人には society という観念がなかったことを意味するといってもいいだろう。その点で福沢諭吉が society を「人間交際」と訳したのは名訳である。多くの専門職「団体」や「協会」、「学会」の原語も society であるように、人と人とが交わる場を意味する言葉が society なのである。その後、「社会」という訳語は日本人の間に定着し、今では小学生にも広く知られるものとなった。それでは、現代の日本人には society という感覚が身についているのだろうか。

ソーシャルワークのソーシャルとは、言うまでもなく society の形容詞形であるが、ソーシャルワークを適当な日本語に置き換えることはいまだ困難である。困難であるがゆえに、「ソーシャルワーク」というカタカナ言葉を使用するのであろう。その困難さは、society という言葉と社会という言葉のニュアンスのズレにも深く関係しているのではないだろうか。

社会福祉関係の翻訳書でも、society という言葉はほとんどが「社会」という日本語に置き換えられている。しかし社会福祉やソーシャルワークを学ぶ際には、society と社会との違いや、society とは何かということについて改めて考える機会をもつ必要があるのではないだろうか。

第4章 ソーシャルワークの原理と理念

ソーシャルワーカーは、ソーシャルワーク実践において知識や技術を活用するが、「価値」がなければクライエント主体の実践を行うことはできない。その「価値」を形づくる基盤が原理や理念であり、その理解なくして、より良いソーシャルワーク実践はあり得ない。ソーシャルワークの原理と理念への理解を深めよう。

1

私たちがソーシャルワークに基づく相談援助を行うにあたり、どういった原理・理念を念頭に置く必要があるだろうか。ソーシャルワークの原理・理念は相談援助を導く根本的な考えや態度、価値とつながり、ソーシャルワークの土台となる。

2

利用者を大切にする援助とは何であるかを、原理・理念との関係で理解する。

3

「社会正義」「人権尊重」「集団的責任」「多様性の尊重」といった原理を根本にすえつつ、「当事者主権」「尊厳の保持」「権利擁護」「自立支援」「ソーシャル・インクルージョン」「ノーマライゼーション」といった相談援助の理念を具体的に理解し、ソーシャルワーク実践のなかでどう活かすかについて考える。

1. ソーシャルワークの原理

　原理とは、「多くの物事がそれによって説明することが出来ると考えられる、根本的な法則（理論）」[1]とある。ソーシャルワークにおける原理を考える場合、その実践活動の根底に横たわる法則（理論）であると同時に、その本質的な性格を説明するものである。そして、原理を無視または軽視すれば、ソーシャルワークとして成り立つことができない何かを含んでいることになる。

　ソーシャルワーカーが実践活動を行う際、「知識」「技術」「価値」は重要である。2020（令和2）年に改正されたソーシャルワーカー（社会福祉士）の倫理綱領[2]において、「われわれは、ソーシャルワークの知識、技術の専門性と倫理性の維持、向上が専門職の責務であることを認識し、本綱領を制定してこれを遵守することを誓約する」とある。専門職における倫理遵守の前提として、この3つを、ソーシャルワーカーは備えておかなければならない。

　特に価値と原理との関係は深い。価値とは、「何かをするのにそれがどれだけ役に立つかという程度」[1]とあるが、価値観として個々のソーシャルワーカーは、「優先される考え方」「物事がどうあるべきかの信念」といったことを深く理解しておく必要がある。それは、何が重要で何が適切かの信念であり、それゆえに私たちを行動や決断へと導くものである[3]。しかし、価値は、ソーシャルワーカーとしての価値ばかりではなく、個人として持っている個人的価値や、社会や時代の変遷のなかで移り変わる価値など、多様である。こうした多様な価値は、しばしばそれぞれに衝突することがある。たとえばソーシャルワーカーとしての価値と、社会の価値が異なり、ソーシャルワーカーがジレンマに陥る場合などである。これを「**倫理的ジレンマ**」といい、ソーシャルワークの現場ではしばしば発生する。原理は原則と同様に、こうした「倫理的ジレンマ」に陥った際に、解決に向けた1つの指針になることも理解しておきたい。以下、具体的な原理を確認する。

倫理的ジレンマ
相反したり、相互に矛盾する倫理的根拠が複数あり、そのどれもが重要だと考えられる場合に発生する葛藤のことである。

A. 社会正義

　社会正義とは、「人間が社会生活を行う上で必要な、正しい道理」[1]であ

り、あらゆる人が偏見や差別、排除を受けることなく、ともに生きることを目指す社会を作ることにつながる。ソーシャルワークにおいては、さまざまな生活困難・生きづらさをかかえている人たちの支援を行う場面で、社会正義が守られていないと判断される状況に出くわすことは多い。こうした状況において、社会正義を追求し、クライエントとともに問題を解決すべき方向性を明らかにする必要がある。

ソーシャルワーカー（社会福祉士）の倫理綱領における社会正義は、原理　Ⅲ［社会正義］では、「差別、貧困、抑圧、排除、暴力、環境破壊などの無い、自由、平等、共生に基づく社会正義の実現を目指す」とある。

「社会正義」の課題としての貧困を例に考えると、外的な様子や状態からは、明らかな貧困であることが認識できない、「潜在化した貧困」に対する社会正義の行使も必要となる。また、そこには社会的排除が貧困そのものと重なり、社会正義行使の課題として存在することも認識しなければならない。

ソーシャルワーカーは個々のクライエントへの介入をきっかけに、そのクライエントの「社会正義」にかかわる支援を展開することになる。また、同じような環境にあるクライエントの「社会正義」に関しても、二次的に責任を持つことになる。個人へのミクロレベルな「社会正義」から、地域を意識したメゾレベル、制度・施策上の不備・問題点等と関連したマクロレベルの「社会正義」まで、連続するものとして捉えることが重要である。

B. 人権尊重

人権尊重に関しては、欧米の人権（権利）宣言の始まりである、イギリスのマグナカルタ（1215 年）、権利請願（1628 年）、権利章典（1689 年）まで遡ることができる。また、成文憲法としては、ヴァージニア、ペンシルヴェニア等のアメリカ合衆国諸州の憲法で初めて、人権（権利）宣言の規定が設けられた。その後、1789 年、フランス人権宣言が採択され、成文憲法における人権（権利）宣言が慣行化した。また、カント[4]は、理性を基礎とした「人間の尊重」という根本原理に基づく道徳哲学を展開した。「汝の人格ならびに他のあらゆる人の人格における人間性を常に同時に目的として取り扱い、決して手段としてのみ取り扱わないように行為せよ」とある。

現在、日本でも、日本国憲法の 11 条、12 条、13 条において人権保障の基本原則を定めているが、国連が中心となって作成した、「**難民条約**」等の**人権関係諸条約**を今日まで多く批准し、人権尊重を推し進めている。

カント
Kant, Immanuel
1724 ～ 1804
18 世紀を中心に活躍したプロイセン（現、ドイツ）の哲学者である。「純粋理性批判」「実践理性批判」「判断力批判」の三批判書を発表し、批判哲学を提唱した。

難民条約
国連が中心になって1951 年に採択された。日本の批准は 1981（昭和 56）年である。

人権関係諸条約
国際連合日本政府代表部ウェブサイト「人権・人道問題」を参照。

このように日本は、「人権を尊重し、人権侵害に対し敏感な社会」であるはずだが、現実には、偏見や誤解が多く存在していることを認めなくてはならない。稀有な事例に関してメディアが発信することで、一部のものがその全体であるようなレッテルを貼ってしまうことがしばしばある。「発達障害者は自分の嫌だと思うことはやらず、仕事で役に立たない」、「精神障害者は大きな事件を起こす危険な存在」など、理解することを放棄したかのような姿勢の報道も見かけられる。

ソーシャルワーカーは、クライエント一人ひとりをかけがえのない個人として尊重すること、また社会に向けてはソーシャルワークの理念で後述する「ソーシャル・インクルージョン（社会的包摂）」を促すなど、社会の人権尊重が促進されるよう、働きかけることが肝要である。

C. 集団的責任

人間は「個人」として社会や他人に対し責任を有するといった考えは、日本国憲法の「公共の福祉」との関連で捉えることができる。12条には「この憲法が国民に保障する自由及び権利は、国民の不断の努力によつて、これを保持しなければならない。又、国民は、これを濫用してはならないのであつて、常に公共の福祉のためにこれを利用する責任を負ふ」とある。個人の自由および権利は何にも代えがたいものであるが、「公共の福祉」に反せずこれを維持することが求められる。個人の自由の行使は、他者・他集団と交差する空間での、公共的な価値との関係で成り立つことになる。

たとえば、しばしば差別的で平等性に欠ける個人の言動や行動等が、社会に対して悪い影響を与えることがある。こうした言動や行動等が、「公共の福祉」に反する事態であることに気づき、個人としての変容を図ることは個人が社会に対し責任を果たす上で重要である。しかし、個人は共同体、コミュニティの一員でもあり、いかに個人が社会に対して責任を果たしていても、その個人を取り囲む社会自体が差別に関し責任を有さない場合、結局は個人的責任も無に帰してしまう。そういった意味では、個人は集団的責任と連続した責任のある主体として捉える必要がある。

具体例として、「ヘイトスピーチ」に関して考えたい。ヘイトスピーチとは、「特定の民族や国籍の人々などを地域社会から排除しようとする差別的言動」[5]をいう。ヘイトスピーチは人権尊重や社会正義といった原理に反する行為であり、個人だけではなく、集団として原理を守る「集団的責任」にも反する。集団的責任とは、複数の人びとがお互いに責任をもつ限りにおいて、初めて個人の権利が日常レベルで実現されるということであり、

共同体の中で互恵的な関係を確立することの重要性を強調するものである。例に挙げたヘイトスピーチだけではなく、今日における環境問題はまさにこうした「集団的責任」が関連してくる問題である。ソーシャルワークの原理として、個人ばかりではなく、集団的責任を尊重することが、人びとの健康と福利の増進、**ウェルビーイング**を高めることにつながる。

D. 多様性の尊重

　現代の日本においては、労働者を含む外国人定住者の増加、また「インバウンド」といった観光目的で日本を訪れる外国人が増え、都市部において外国人は身近な存在になっている。また、人びとの生き方も多様になるなかで、出自や指向などのちがいで差別されることなく、社会参加できる環境づくりや、社会の側の意識の変革も求められている。

　今日の社会では、こうした「多様性」を尊重していくことが求められるが、いわゆる「**ダイバーシティ**」をどのように捉えるかが求められている。ソーシャルワークにおいてのダイバーシティの例として、「**ソーシャルワークにおける倫理―原理に関する声明**」の「社会正義」では、「『多様性を尊重すること（recognising diversity）』：ソーシャルワーカーは、自分たちが実践する社会での民族的・文化的な多様性を認識し、尊重しなければならない。そこで個人・家族・グループ・コミュニティに違いがあることを考慮しなければならない」とある。ただし、多様性は、人種や民族などに由来する文化的多様性に加えて、年齢、階級、性的指向性、障害、宗教など、幅広く捉えることが必要である。

　現代社会において、上記の意味での多様な人びとが不利な状況のなか、社会のメインストリームから周縁部に押しやられている。ソーシャルワーカーは、「人びとのエンパワメントと解放」を目指すために、多様性の尊重を社会に働きかけ、社会的排除から社会的包摂に向けた流れを形づくっていくことが求められる。そのためには、ソーシャルワーカーが、専門職として、「多様性」に関する理解を柔軟に持ち合わせることが必要である。たとえば、マイノリティ問題に関して、外国籍でLGBTQのような「２重の多様性」を有していることに対する理解や、とかくマイノリティは社会や制度・施策の「谷間」に存在することを認識する必要がある。

　多様性を尊重するということは、社会の柔軟性を示す指標であると同時に、支援が行き届かない人や何らかの「生きにくさ」を抱えた人を援助するといった、ソーシャルワーク活動を実施していく上での尊重すべき「軸」でもある。

ウェルビーイング
well-being
個人またはグループが身体的、精神的、社会的に良好な状態を意味する概念である。

ソーシャルワークにおける倫理―原理に関する声明
Ethics in Social Work: Statement of Principles
2004年、国際ソーシャルワーカー連盟（IFSW）と国際ソーシャルワーク学校連盟（IASSW）の総会で承認された。

2. ソーシャルワークの理念

ソーシャルワークにおける実践活動とは、ソーシャルワーカーが発する「価値に由来した言動や行為」によって、クライエントに「安心感」や「一緒に問題を解決しようと考えるきっかけ」を与えるものである。そのためには、ソーシャルワーカー自身が「**自己覚知**」を根底にすえながら、こうした理念が現実の実践活動の場面にどのような影響を与えるかを深く考え、「支援的な言動や行為」として発する必要ある。特に昨今の社会情勢において、貧困状態にある人や社会的不利にある人への「自己責任論」が、**スティグマ**や社会的排除につながる可能性も、ソーシャルワーカーは自覚する必要がある。そして、ソーシャルワーカーの価値認識が利用者に大きな影響を及ぼすのである。ソーシャルワーカーの価値認識は、一般社会で抱かれている価値認識とは異なり、前述した専門職としての原理によって基盤が作られており、根本を形づくるとともに、「理念」によってより具体化されている。以下、理念として代表的なものを確認したい。

A. 当事者主権

ソーシャルワークの対象としての当事者は、長く援助の対象として考えられていた。それはまさしく対象者であり、援助を受ける受け身の存在としての当事者であった。当事者を辞書で繙くと、「当事」として「直接、その事に関係すること」とあり、例として「当事国」「当事者」が挙げられている[1]。よって、対象者と当事者に大きなちがいを見出すことはできない。

しかし、主権という言葉とのつながりにおいては、当事者の定義が持つ曖昧さを排し、その方向性を明確にする。自らも障害を抱える中西正司は、主権に関し、「自分の身体と精神に対する誰からも侵されない自己統治権、すなわち自己決定権[6]」と述べている。また、「私以外のだれも―国家も、家族も、専門家も―私がだれであるか、私のニーズが何であるかを代わって決めることを許さない[6]」としている。

当事者とソーシャルワーカーとの関係が「**パターナリズム**」にある場合、自己決定権を有した個別なニーズを持った当事者の行き先は失われる。ソーシャルワーカー側からみた当事者主権の重要性は、自己決定権などの主

自己覚知
自分自身が持つ考え方や価値、感情のパターンなどを理解することをいう。

スティグマ
stigma
汚名の烙印を押されるといった意味があり、心身の障害や貧困による社会的な不利益や差別、屈辱感や劣等感のことをいう。

パターナリズム
paternalism
ソーシャルワーカーが、利用者の利益のためだとして、本人の意向は問わずに介入・干渉・支援すること。「父権主義」「温情主義」ともいう。

体性を有した個人を支援することが、人生の主人公として、自らの人生を歩むことにつながるからである。

　昨今、ソーシャルワークが対象とする多くの領域で、「当事者研究」が盛んになっている。当事者研究とは、「障害や病気を持った本人が、仲間の力を借りながら、症状や日常生活上の苦労など、自らの困りごとについて研究するユニークな実践である。当事者研究は統合失調症を持つ人々の間で行われ始め、徐々に、依存症や脳性まひ、発達障害など、様々な困りごとを持つ人々の間に広まった」[7]とある。特に医療や社会福祉分野において、障害や疾病は、その障害名や病名によって決まったカテゴリーに収められ、「人と環境との交互作用」で現れる個別の「困りごと」を配慮に入れることが少なかった。しかし、実際に障害や疾病によって現れる「困りごと」は個別的であり、自らがその主体者として自己決定を通して対処できることも多くある。当事者研究は、ユーモアをまじえ、研究の視点をもって、当事者が主体となる実践である。まさに当事者主権の今日的な具体的展開の１つの姿と言えよう。

B. 尊厳の保持

　人間の尊厳を保持することは、人権を尊重することでもある。人権を尊重するとはどういうことであるのか。日本国憲法11条では「基本的人権の尊重」を謳っている。現代の人権の尊重は、人権が尊重されなかった時代の反省から生まれた「恒久的な人間の権利」としての意味を持つ。

　ソーシャルワークの実践活動にとっても、「恒久的な人間の権利」としての「尊厳の保持」は、人権を尊重することにつながる重要な理念である。

　しかし、残念ながら、ソーシャルワークの現場において、「尊厳の保持」が守られていないような事態が起こっているのも事実である。生活保護の現場において、生活保護受給者を軽視あるいは脅すような文言をローマ字と英語で記載したジャンパーを羽織った者が、受給者宅を訪問していた。しかもその事態は、2007（平成19）年から約10年にもわたっていた。現在は、大きく改善されたが、全国紙で取り上げられる機会も多くあったため、覚えている方も多いのではないだろうか[8]。

　「尊厳を保持する」ためには、利用者（生活保護受給者）の思いに寄り添い、「痛み」に対し敏感であり続けることが必要である。

　また、「尊厳の保持」とは、パターナリズムの姿勢でもって「上から目線」で支援を行うことでは決して生じてこない事態であることをソーシャルワーカーは深く認識することが必要である。

C. 権利擁護

現代において「権利擁護」はなぜ必要であるのか。たとえば、高齢者や障害者が、「財産侵害」、「不公正な取引」、「経済的な搾取」等の被害にあう機会が増している。高齢者における「**消費者被害**」は後をたたず、法的に擁護する「虐待」の対象は、障害者、児童、配偶者、高齢者と広範である。こうした現状に対し、権利擁護にかかわる法的なシステム内で、被害者や対象者を擁護する仕組みが重要であるが、ソーシャルワークの視点からは、権利擁護を進めながら、「自立を支援する」ことが重要となる。

ソーシャルワーカーにおける「自立を支援する」権利擁護の活動は、家庭、企業、社会と権利侵害の場で異なる。しかし、共通して必要なのは、被害を受けてきたさまざまな当事者が、自分の権利と自尊感情、ひいては自分自身を取り戻す取組みを、「権利擁護」における支援に組み入れることである。

権利擁護というと「成年後見制度」や「生活自立支援事業」のような日常的な不都合や、劣悪な状況に置かれることへの防止や救済を意味すると思われるかもしれない（狭義の権利擁護）。しかし、今日、権利擁護は自己決定を支援し、利用者をエンパワメントする積極的な意味を持つようになった（広義の権利擁護）。

潜在的能力に気づき、「自己決定」する生き方を身につけることが「権利擁護」につながることになる。

消費者被害
契約や買い物に関するトラブルにおいて、意思にそぐわない契約や買い物を業者に強要されたりすることにより、また契約内容等と異なる契約が事後発生することにより被害として顕在化する。

D. 自立支援

「自立支援」を考えるにあたり、「自立」について考えたい。われわれが「自立」について考えるとき、「経済的自立」とADL（日常生活動作）を中心とする「身体的自立」を考えることが多い。このことは、「他者の助けを受けずに生きる」ことの1つの形であり、ひいては「心理的にも自立」することで、社会的に求められた存在として生きることを意味してきたといえる。

しかし、自立の概念は広がってきている。立岩真也[9]は自立の意味を3つに分けている。それは1つには「職業自立」・「経済的自立」であり、2つ目には「身辺自立」・「日常生活動作（ADL）の自立」といった、先ほど述べたわれわれが一般的に考える「自立」である。現在では、3つ目として「自己決定権の行使としての自立（自己決定としての自立）」「自己決定する自立」が含まれてきているという。

障害を持って生きる人たちにとって、「経済的自立」や「日常生活動作（ADL）の自立」が実現されないケースは多く存在する。こうしたなか、1960年代にアメリカの障害を持つ大学生が始めた「**自立生活運動**」では、サポートを受けつつも自分の生き方を自分で決める「自己決定」を中心とした「自立」へと考えが広がるきっかけとなった。

先ほども「権利擁護」の箇所で「自立」について触れたが、「自立支援」とは権利としての「自立」を支援する意味を含んでいることになる。

E. ソーシャル・インクルージョン

ソーシャル・インクルージョン（社会的包摂）は、もともとはフランスなどEU諸国での社会的経済的格差の問題から生まれた言葉である。1970年代フランスにおいて、戦後復興と福祉国家の諸制度が整いつつも、その中からでさえも排除されている状態、それを「社会的排除：ソーシャル・エクスクルージョン」と呼んだことに始まる。その後、1980年代に入って、ヨーロッパ全体で若者の失業問題がクローズアップされた際に、このフランス生まれの「ソーシャル・エクスクルージョン」という言葉が注目され、同時にその対語としての、「社会的包摂：ソーシャル・インクルージョン」という言葉がヨーロッパ全体の社会政策の中心的な概念となっていったといわれる。

現代の日本において、若者や引きこもり等の「生きにくさ」の問題が語られる際、「社会的排除」の関連で捉えることも重要である。たとえば、「引きこもり」の問題に関連して、重大な犯罪に結びつく事例をメディアが大々的に報道することさえある。こうした問題の背景として、ソーシャルワーカーは犯罪の残虐性を憎むばかりでは事足りない。人間関係が希薄な、社会的に孤立した状態で生きる人びとの存在を深く考えなければならない。ここで登場するいわゆる「犯罪者」の多くが、明らかに個人や家族・社会との関係のなかで「生きにくさ」を抱えていることを指摘しなくてはならない。また、「社会的排除」と「社会的孤立」は隣接する概念として考える必要があり、犯罪にかかわった人が社会的に孤立してしまう場合も少なくない。

ソーシャル・インクルージョンを実現するためには、孤立している人びとが地域社会の一員として尊ばれ、多様なつながりを再生・創造できることが必要である。そのつながりこそが、人びとの主体的な社会参加を可能にし、「孤立しない・させない社会」の一歩となる。

社会福祉士は「つながり」を重要視しながら、「ともに生きる社会づく

自立生活運動（IL運動）
independent living movement
重度障害者が自らの意思に基づき、決定することを前提に、支援を受けながら経済的、身体的に自立した生活を送ることを目指した活動や運動をいう。日本においても大きな影響を与えた。

ソーシャル・エクスクルージョン
social exclusion
ソーシャル・エクスクルージョンとは、福祉制度や労働市場等、社会のさまざまな領域において、その構成員の地位・資格を喪失することをいう。

ソーシャル・インクルージョン
social inclusion
ソーシャル・インクルージョンとは、すべての人びとを孤独や孤立、排除や摩擦から援護し、健康で文化的な生活の実現につなげるよう、社会の構成員として包み支え合うという理念である。

り：共生社会」を推進することが求められる。

F. ノーマライゼーション

　ノーマライゼーションは、1950 年代にデンマークで「知的障害のある親の会」の活動を通じて具体化されてきた。具体的には、1959 年、デンマークの「1959 年法」でノーマライゼーションの思想が導入されることとなった。

　「ノーマライゼーションの父」と呼ばれる**バンク–ミケルセン**は、大学卒業後、1944 年、ナチスのデンマーク不法侵入と同時に、レジスタンス運動に身を投じることなる。その後逮捕され、強制収容所でデンマーク解放のときまで収容所生活を送ることとなった。

　バンク–ミケルセンはその時の心境と、その後の影響について以下のように語っている。

　「ユダヤ系デンマーク人に対してナチスは特に激しく弾圧しました。それは、非人間的な暴挙でした。彼らが、人間性を冒瀆するありさまを見て、なぜ人間はそこまで横暴になれるのかを考えさせられました。そして、それらのことを経験したり考えたりしたことが、人間の平等ということに関心を持つようになった理由です。」[10]

　その後、彼の理念はスウェーデンの**ニィリエ**に引き継がれ、1968 年にスウェーデンにおいても「ノーマライゼーション」が法制化されることとなった。

　ニィリエは、①１日のノーマルなリズム、②１週間のノーマルなリズム、③１年間のノーマルなリズム、④ライフサイクルでのノーマルなリズム、⑤ノーマルな要求の尊重、⑥異性との生活、⑦ノーマルな経済的基準、⑧ノーマルな環境基準の８つの原理をまとめている[11]。

　ノーマライゼーションはその後、障害者関連以外でも語られることになるが、ノーマライゼーションは、どの人にとっても「当たり前のことを当たり前に」を実現するために、社会の環境を整備していこうという考え方を含むことになる。

　日本では 1981（昭和 56）年の「国際障害者年」以降、この理念が導入され、「共生社会」を標榜する今日においても、思想的な原点の１つとされている。

バンク–ミケルセン
Bank-Mikkelsem, N. E.
1919 ～ 1990
デンマークの社会運動家で、知的障害のある親の会とのつながりの中で、「ノーマライゼーション」を提唱し、社会省の行政官として知的障害者の福祉向上に尽力した。

ニィリエ
Nirje, Bengt
1924 ～ 2006
スウェーデン人であり、「ノーマライゼーション」を原理として世界に広げた。

注）
　　　ネット検索によるデータの取得日は，いずれも 2020 年 11 月 3 日．
(1)　山田忠雄ほか編『新明解国語辞典　第七版』三省堂，2011，p.507．
(2)　公益社団法人　日本社会福祉士会ウェブサイト「社会福祉士の倫理綱領」．
(3)　ヘプワース，ディーン・H. ほか『ダイレクト・ソーシャルワークハンドブック
　　　―対人支援の理論と技術』明石書店，2015，p.101．
(4)　カント著／波多野精一・宮本和吉・篠田英雄訳『実践理性批判』岩波文庫，
　　　1979，p.181．
(5)　伊藤悦子・坂元茂樹監修『ヘイトスピーチと人権（パンフレット）』京都府府民
　　　生活部人権啓発推進室，2017．
(6)　中西正司・上野千鶴子『当事者主権』岩波新書，2003，p.3．
(7)　東京大学先端科学技術研究センターウェブサイト「熊谷晋一郎」．
(8)　生活保護問題対策全国会議編／尾藤廣喜ほか『「生活保護なめんな」ジャンパー
　　　事件から考える―絶望から生まれつつある希望』あけび書房，2017．
(9)　庄司洋子ほか編『福祉社会辞典』引文堂，1999．
(10)　花村春樹訳『「ノーマリゼーションの父」Ｎ・Ｅ・バンク−ミケルセン―その生涯
　　　と思想』増補改訂版，福祉 BOOKS，ミネルヴァ書房，1998，p.70．
(11)　中央法規出版編集部編『社会福祉用語辞典』六訂版，中央法規出版，2012，
　　　p.520．

引用参考文献
●曽和信一『ノーマライゼーションと社会的・教育的インクルージョン』阿吽社，2010．

┃理解を深めるための参考文献

●岩田正美『社会的排除―参加の欠如・不確かな帰属』有斐閣，2009．
　社会的排除を貧困・生活困窮に関連するフランス生まれの新たな概念として明らかに
する。またホームレス問題等を扱う際，外観や振る舞いから，社会が「排除」するとい
う「社会的帰属の喪失」につながる点をソーシャルワーカーは理解する必要があ
る。こうした点を指摘する好著である。

●奥田知志・稲月正・垣田裕介・堤圭史郎『生活困窮者への伴走型支援―経済的困窮と
社会的孤立に対応するトータルサポート』明石書店，2014．
　今日の生活困窮者は，「経済的困窮」とともに「社会的孤立」状態にあるといえる。
そして，この両者は相互に絡み合っている。その解決策の１つとして長年の実践に裏
づけされた「伴走型支援」について理解する最適な入門書である。クライエントの人
生に伴走するかたちで地域内での自立した生活の実現まで継続的にサポートを行うこ
との重要性について指摘している。

当事者の声—セルフアドボカシーと当事者研究

　セルフアドボカシーとは、生活上に障害や困難のあるクライエント（当事者）が、自身の権利や利益、意思等を自ら主張し、主に自分自身のために権利擁護活動を行うことをいう。

　日本では、障害を持つ当事者の意思や自己決定は、親や施設の職員：専門職が「当事者本人」に代わり代弁してきた歴史がある。

　1960年代のアメリカ・カリフォルニア州で、障害を抱えた大学生による抗議運動から始まった「自立生活運動（IL運動）」において、管理的なリハビリテーション・システム等に対して問題提起が行われた。その際、障害者のニーズとその満たし方を最もよく知るものは障害者自身であるという発言が生まれたのである。

　しかしながら、こうした障害者たちのセルフアドボカシー活動が直面する最大の課題は、それまでの施設主体の長い歴史のなかで、沈黙を強いられてきた障害者たちが、はたして「自立した権利の主体」となれるのか、という懸念の中に現れていた。

　こうした懸念への1つの現代的解答が、北海道の過疎の町、浦河町にある精神障害者のコミュニティ「べてるの家」の活動の中にある。べてるの家では、「自立した権利の主体」というほどの、障害者の自立性を強調するわけでもない。「弱さ」を前面に出しつつ、「自分たちの生き方や病気そのものを肯定するかたちで、自分たちにとっての病気を取り戻す」といったユニークな取組みを行っている。

　そして、「病気を取り戻す」有名な活動の1つに、本章の「当事者主権」で取り上げた当事者研究の「自己病名」や、「幻覚・妄想」の積極的な語り合いなどによって、今までタブーとされてきた精神医療や精神保健福祉の常識を覆す試みを実行している。

　こうして、いままでは医師や専門家に「なんとかしてほしい」と丸投げしていた自分の病気の苦労を、自分自身の手に取り戻し、苦労とともに生きることを覚え、自分の感情や症状とうまく付き合っていけるようになっていく、という。

　セルフアドボカシーの1つの形である。

　当事者研究は現在、身体障害、発達障害、認知症、薬物依存症、性的マイノリティなどに関しても、広範な広がりをみせている。

第5章 ソーシャルワークの原則

ソーシャルワークは、理念であり、制度であり、学問であり、実践である。つまり、さまざまな側面を持つ概念であり、その原則を一言で言い表すことは難しい。そこで本章では、主に実践的側面に焦点を当て、ソーシャルワークの基本的視点とソーシャルワーカーが実践場面で取るべき基本的態度等について概観することとする。

1

ソーシャルワークは、これまで「相談援助」や「社会福祉援助」などと訳されてきたが、適切な日本語表現がないまま今日に至っている。

一般に広義のソーシャルワークは、差別、貧困、抑圧、排除、暴力、環境破壊等のない、自由、平等、共生に基づく社会の実現をめざそうという概念である。一方、狭義のソーシャルワークでは、面接を通して行われる「ケースワーク」や「カウンセリング」がイメージされる。そこでは、クライエントの課題の整理、目標の設定、社会資源を活用しての課題解決、クライエントの心理的支援等が行われる。こうした広義と狭義のソーシャルワークを整理した上で、基本的視点および視点の背景にある価値観について学ぶ。

2

主に狭義のソーシャルワークに焦点を当て、ソーシャルワーカーがクライエントに対して取るべき基本的態度を「バイステックの原則」を手がかりにして学ぶ。その際、基本的態度とは単なるテクニックではなく、クライエントへのソーシャルワーカーの認識や価値観、援助観が反映されたものであることを確認する。あわせて、適切なクライエント理解やソーシャルワークの価値観の醸成には、ソーシャルワーカー自身の自己理解が必要であることを学ぶ。

1. ソーシャルワークの基本的視点

A. 広義の視点と狭義の視点

ソーシャルワークという言葉には、差別、貧困、抑圧、排除、暴力、環境破壊等のない、自由、平等、共生に基づく社会正義の実現をめざそうとするさまざまな営みが含まれる。また、自国民のみならず世界中のすべての人びとがその対象となるとともに、さまざまな社会構造や自然環境問題をも対象に含めることになる。

第3章、第4章でも述べられている通り、2014年の国際ソーシャルワーカー連盟（IFSW）の定義（「ソーシャルワーク専門職のグローバル定義」）では、社会に対しては、①社会変革、②社会開発、③**社会的結束**を、そして個人に対しては、①**エンパワメント**、②解放を促進する実践を意味するとされており、その実践を発動・継続する原理（根拠）は、①社会正義、②人権、③集団的責任、④**多様性の尊重**にあり、その対象は、①社会のさまざまな構造、②人間のさまざまな構造であると記されている。

> ソーシャルワークは、社会変革と社会開発、社会的結束、および人々のエンパワメントと解放を促進する、実践に基づいた専門職であり学問である。社会正義、人権、集団的責任、および多様性尊重の諸原理は、ソーシャルワークの中核をなす。ソーシャルワークの理論、社会科学、人文学、および地域・民族固有の知を基盤として、ソーシャルワークは、生活課題に取り組みウェルビーイングを高めるよう、人々やさまざまな構造に働きかける。この定義は、各国および世界の各地域で展開してもよい。
> 出典）「ソーシャルワーク専門職のグローバル定義」.

世界各国・各地域で、また、さまざまな領域で多様な形態で行われているソーシャルワークを統一的な定義で簡単に言い表すことは難しい。それでも共通している点は、人びとが直面している多様な生活課題の解決を図るとともに、そうした問題を生み出す社会構造や政治経済的背景、宗教的背景をも視野に入れ、状況を改善しようとすることである。そして、その過程でクライエントといわれる人びとの意欲や能力を引き出し、自立に向けた援助を導くのがソーシャルワークである。その際、人間や社会に関する学際的な諸科学や援助にまつわる諸原理を活用しながら、個人（ミクロ）と環境（マクロ）の双方および両者の接点に働きかける専門職の営みを広義のソーシャルワークと捉えることができる。

社会的結束
集団や社会への帰属意識や人びとの社会的・精神的結びつきを構築すること。これによってめざされているのは、安定していて、かつ安全で公正な社会であり、無差別平等、寛容、連帯のある社会である。

エンパワメント
enpowerment
社会的、政治的、経済的等のさまざまな影響によって、個人、家族、集団、コミュニティ等が固有の力を失っている状態を改善し、本来もっている力を引き出したり、取り戻したりして、課題解決や自立に結びつけていくこと。

多様性の尊重
一人ひとりの違いを認め、尊重すること。人権感覚に基づいた個別性の尊重であり、社会的マイノリティの理解と受容を含んだ概念。

　わが国ではソーシャルワークを「相談援助」と表現することが多いが「社会福祉士及び介護福祉士法」の2条では、社会福祉士が行う「相談援助」について、次のように規定している。

　社会福祉士の名称を用いて、**専門的知識及び技術**をもつて、身体上若しくは精神上の障害があること又は環境上の理由により日常生活を営むのに支障がある者の福祉に関する相談に応じ、**助言、指導、福祉サービスを提供する者又は医師その他の保健医療サービスを提供する者その他の関係者（福祉サービス関係者等）との連絡及び調整その他援助を行うこと**（「相談援助」）を業とする者をいう。（太字は筆者）

　ここでは、社会福祉士の行う「相談援助」として、さまざまな日常生活上の支障を抱える人びとの福祉に関する相談に応じつつ、ニーズにふさわしい助言、指導とともに具体的なサービスの仲介を行うことや、医療関係者等との適切な連携によってクライエントの利益に貢献することが想定されている。社会福祉士がこうした実践を行うためには、当然、クライエントとの援助（信頼）関係（**ラポール**）の構築、アセスメントによるニーズの把握、社会資源の理解と活用が必要となる。この「社会福祉士及び介護福祉士法」での相談援助の捉え方は、どちらかといえば狭義である。

　この他、辞書的な定義（広義）としては、以下のようなものがある。

ラポール
rapport
クライエントの緊張感や自己防衛を和らげ、クライエントが安心して援助者と向き合える信頼関係のこと。

　今日のソーシャルワークは、個人のもつ生活問題や精神保健問題への支援、家族や小集団への介入と支援、地域住民の組織化や支援、さらに自治体の計画や国の政策の管理・運営などを実践の領域としている。これらの実践の共通基盤は、幅広い人間の問題に対処する多様な支援技術と価値にある。ソーシャルワーク実践の共通基盤として研究者および実践者の間で合意されているのは、**個人の能力および社会的存在としての向上に焦点を絞って専門的支援を行う**ということである[1]。（太字は筆者）

　また、藤田孝典は、ソーシャルワーカーの仕事を紹介する著書の中で以下のような説明をしている。

　ソーシャルワーカーは、社会で何かしらの生きにくさを抱えている人、生活課題がある人の話に耳を傾け、その課題の原因を分析し、緩和・解決するのを助ける福祉制度や専門職、機関や施設を紹介したり、それらを組み合わせて支援チームを提案したりする。また**生活課題が生じたそもそもの原因の分析、つまりその人自身から生じる課題と、その人を取り巻く環境から引き起こされる課題の両方の側面から検討を加えていく**。そんな仕事である[2]。（太字は筆者）

生活課題
個人が望む生活や自立した生活を営むために当面解決すべき問題や困りごとのこと。一般にはニーズといわれるが、より実生活に引きつけた表現として用いられる場合が多い。

　この中ではより簡潔に相手への対応のバリエーションと個人と環境という対象の二面性が紹介されている。いずれも、ソーシャルワーク、ソーシャルワーカーという言葉を用いながら、広義と狭義の2つの意味合いを含ませている。

　周知の通り、援助を求めるクライエントの中には、情報提供だけで済む

人もいる。短期的な援助で問題解決する人もいる。一方で、生涯にわたって援助を必要とする人もいる。今、食うに困っている人もいる。虐待の被害に遭っている人もいる。差別に苦しんでいる人もいる。まさに相談に乗って欲しい、話を聴いて欲しい人もいるし、そんなこと（相談）よりも物理的な援助（食べるもの、住むところ等）が欲しいという人もいる。

このような援助対象者の広範性やニーズの多様性を考えると、相談援助という言葉は、結果的にソーシャルワークという言葉のもつ多義性や包括性を捨象してしまう面もある。したがって、ソーシャルワークという営みの広さからみれば、相談援助という言葉は、かなり狭い範囲の実践概念を表現しているに過ぎない。

ただし、仮に情報提供や物理的な支援のみを求めるクライエントであっても、潜在的に多面的なニーズを有していて、その対応の初期には相談という場面や段階があり、何らかの相談をきっかけに援助が始まると考えるべきだという捉え方もある。

以上を踏まえて、ひとまず押さえておくべき点は、ソーシャルワークの概念を狭義に捉え過ぎないことである。**ケースワークやカウンセリング**で行われる面接だけがソーシャルワークではない。もちろん、適切な面接ができる、意識的に**面接技法**が活用できる能力は、紛れもなくソーシャルワーカーの能力の１つである。しかし、面接だけで援助が完結しないクライエントが多数存在する事実、そもそも相談に来ないクライエントがいる事実なども知る必要がある。その上で、少なくともクライエントの「生活課題が生じたそもそもの原因の分析、つまりその人自身から生じる課題と、その人を取り巻く環境から引き起こされる課題の両方の側面から検討を加えていく」(2) 姿勢が不可欠であるという実践イメージをもつことが必要である。

B. 背景にある価値観と今日的視点

一般にソーシャルワークには、①人と環境とを調整する機能、②人の対処能力を強化する機能、③環境を修正・開発する機能があるとされている。これを図示すると以下のようになる。すなわち、この３つの機能と三者の相互関係を意識しつつ、援助にあたる必要がある（**図5-1**）。

かつて、**リッチモンド**は、現になされているソーシャル・ケースワークを総括する中で、クライエントの「個性の理解」と「環境の理解」を洞察と捉えるとともに、クライエントの「心に働きかける直接的活動」「心に働きかける間接的活動」を行為と捉え、それらがケースワーカーに必要な技

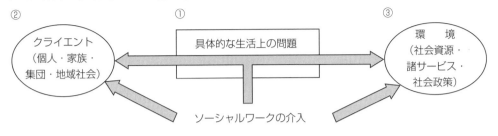

図5-1 ソーシャルワークの介入イメージ

ソーシャルワークのアプローチ（①に対処するために②、③に介入する）

能であると述べている。また、「ソーシャル・ケースワークは人間と社会環境との間を個別に、意識的に調整することを通してパーソナリティを発達させる過程からなり立っている」[3]という仮説的な定義をしているが、それは前述の今日的な3つの機能と通底している。

　そもそもソーシャルワークを実践する上では、実践の上位概念として、実践者の最大公約数的な拠りどころとしての哲学や価値観、あるいは理念が必要である。それについて**ブトゥリム**は、ソーシャルワークには人間の本質に内在する普遍的価値から引き出される「人間尊重」「人間の社会性」「変化の可能性」という3つの価値前提があると述べている[4]。

　すなわち、「人間尊重」とは、人間がもって生まれた価値そのものであり、その人の能力や業績等とは関係がないものだとされている。人間尊重は、他の価値を引き出す上での土台ともなる中心的な道徳的価値である。

　次いで「人間の社会性」とは、人間はそれぞれに独自性をもった生き物でありながら、同時に他者に依存する存在であるという意味である。いいかえれば、人間は社会的動物であり、他者とのかかわり抜きには生きていけない存在であるということである。

　そして「変化の可能性」とは、人間の変化、成長や向上の可能性を信じる立場に立つということである。いわゆる因果論や遺伝説等の決定論的人生観ではなく、人間を環境との相互作用やソーシャルワーカーの介入によって変化し得る存在として理解するのである。

　こうしたソーシャルワークの前提となる哲学や価値観は、ソーシャルワークという営みが社会的承認を得ながら、制度的に成立するための基軸となるものであり、思想や認識と結びついて法や社会政策の根拠となるものでもある。

　そこでこうした哲学や価値観を踏まえ、実際にソーシャルワークを行う際に必要となる今日的な視点をいくつか挙げる。

（1）人権尊重

　日本国憲法11条では「国民は、すべての基本的人権の享有を妨げられ

ブトゥリム
Butrym, Zofia T.
イギリスのソーシャルワーク研究者。1976年に『The Nature of Social Work（ソーシャルワークとは何か）』を著し、ソーシャルワークの基礎となる哲学が人間の本質に内在する普遍的価値から引き出されると述べた。

ない。この憲法が国民に保障する基本的人権は、侵すことのできない永久の権利として、現在及び将来の国民に与へられる」とされ、基本的人権の大切さが述べられている。また、13条には「すべて国民は、個人として尊重される。生命、自由及び幸福追求に対する国民の権利については、公共の福祉に反しない限り、立法その他の国政の上で、最大の尊重を必要とする」とある。さらに25条には「すべて国民は、健康で文化的な最低限度の生活を営む権利を有する」とある。これら基本的人権、個人の尊重・幸福追求権、生存権は、社会福祉、社会保障の法源となるものであるが、ソーシャルワークはこれらを具現化する手段の1つであるとみる視点が必要である。

(2) 利用者本位

　利用者本位とは、単に利用者の言う通りに援助するという意味ではない。ソーシャルワークの中心は、常にクライエント本人であることを認識し、クライエント自身が自らのニーズを自覚した上で、自分の力で課題を解決し、自分が望む生活を実現するために主体的に行動できるように側面から援助するイメージであり視点である。そのためソーシャルワークにおいては、あらゆる機会にクライエントがもっている権利や自由について伝え、理解を促すとともに、権利や自由の行使にはリスクを伴う場合があることをわかりやすく説明する必要がある。

(3) 権利擁護

　知的障害や認知症などで意思決定能力に著しい障害があったりする場合、そのクライエントは自らの権利を行使することが困難となる。また、重度の身体障害や難病、慢性疾患等によって、社会参加が困難になる場合もある。このようなクライエントは、しばしば社会的に孤立したり、福祉サービスにアクセスしにくい状態となったり、時に虐待の被害者になる場合もある。ソーシャルワークにおいては、福祉サービスの利用を援助したり、本人の利益のために代弁的機能（**アドボケイト**）を果たしたり、**成年後見制度**への橋渡しをするなどの視点も必要である。また、このようなクライエントは、自ら援助を求めてくることが少ないため、**アウトリーチ**といわれる積極的な介入が求められる場合も多い。この時、**パターナリステック**な援助になることのないよう十分な注意が必要である。

(4) ソーシャル・インクルージョン

　ソーシャル・インクルージョンとは、社会的包摂と訳され、不平等や社会的格差、貧困の階層性（再生産）などによって社会から差別されたり排除されやすい社会的弱者といわれるような人びとを、もう一度、地域社会の中で受け入れ、支え合い共生しようという考え方である。ホームレスや

刑余者も含め、社会的に不利な立場に置かれてきた人びとや疎外されてきた人びとに対して、社会参加や役割遂行を促し、それによってクライエント個人の自立を促進するだけでなく、社会問題の解決や地域社会の振興や再生等に役立てようとするものである。ソーシャルワークにおいては、ソーシャル・インクルージョンの理念を意識するのは当然であるが、時にソーシャルワーカー自身がこうした人びとに対して偏見や差別意識をもつ場合もある。そのような場合は、自身の内なるスティグマに向き合い、真摯に自己覚知を試みる姿勢が必要となる。

(5) ストレングス

　援助にかかわる専門職の中には、クライエントの欠陥や欠点など弱い部分に焦点を当て、そこを治療したり補ったりする観点からかかわり、成果をあげている職種もいる。問題の原因と結果が直線的な因果関係で説明できるような場合、そうしたアプローチは有益である。一方で、弱い部分だけに着目するのではなく、クライエントの得意なことや今できていること、潜在能力等に目を向け、クライエントの動機づけを高めたり、クライエント自身の力を活かして課題解決に導くアプローチもある。ソーシャルワークにおいては、こうしたクライエント自身やクライエントを取り巻く環境上の強みや長所を手がかりに援助のあり方を考える視点が大切であり、ストレングス視点といわれる

(6) エンパワメント

　クライエントがパワーレスな状態に置かれている場合、その要因はクライエント本人だけにあるのではなく、もっぱら周囲の価値観や環境に起因している場合もある。たとえば、周囲がはじめからクライエントをできない人とみなして過保護に接したり、潜在的な能力を見出すことを諦めたりしている場合がある。こうした状況に置かれたクライエントは、自己肯定感を喪失し他者に依存的になったり、意欲を失ったりする場合がある。ソーシャルワークにおいては、こうした状況を的確にアセスメントし、環境の改善を図るとともに、クライエントが自ら内なる能力を見出し、自分らしく生きていく意欲や主体性を回復する過程を支援する視点が必要となる。こうした考え方をエンパワメントという。この過程では、クライエントとの十分な対話を重ねること、パートナーシップを形成すること、クライエントとの合意の下で挑戦課題を設定することなどが必要となる。

　この他、今日のソーシャルワークにおいては、多職種連携やチームアプローチという視点、ホリステックな視点、生活モデルの視点、自立支援の視点等が求められている。

刑余者
かつて刑罰を受けたことがある人。前科のある人。

スティグマ
stigma
汚名の烙印を押されるといった意味があり、心身の障害や貧困による社会的な差別や当事者が感じる屈辱感、劣等感のことをいう。クライエントが抱くスティグマもあれば、ソーシャルワーカーが抱くスティグマもある。

ストレングス視点
strengths perspective
クライエント個人に限った概念ではなく、個人、家族、集団、コミュニティ等が本来もっている固有の潜在能力や強さに焦点を当て、それを活用することで課題解決や自立に結びつけていくというソーシャルワークのキー概念である。

ホリステック
holistic
全体的、総合的なものの見方を意味する。一部分に着目するだけでなく、常に全体をみること。また、全体は単に部分の総和ではなく、部分間の相互作用でかたちづくられていると考える立場。

生活モデル
life-model
ある人の抱える問題は、その人と環境とのかかわりあい（交互作用）の結果であると考える立場。

A. 基本的態度としてのバイステックの原則

ところで狭義のソーシャルワークを、主に面接を中心に展開するケースワークと捉えると、1957年にアメリカの**バイステック**が提唱した7つの原則が、ソーシャルワーカーが遵守すべき姿勢や態度等を示すものとして今日的にも参考になる。原著のタイトルは、"The Casework Relationship"、つまりケースワーク関係であり、援助関係を土台または媒介にしたケースワーカーとクライエントの相互作用が、クライエントの成長や自立に大きな影響を与えることを示している。その内容を概観すると、次の通りである[5]。

(1) クライエントを個人として捉える（個別化）

この原則は、ケースワーカーがクライエントを一人ひとり違う人間として理解するという意味である。違う人間であるという認識を前提とすれば、その人の考え方や価値観、ライフスタイル、問題への対応方法なども当然に一人ひとり異なる。このことをケースワーカーが理解していないと、いつの間にか**ステレオタイプ**の援助や経験則に頼って過去の事例と目の前の事例とを安易に同一視するような見方をしてしまうおそれがある。個別化の原則は、このことへの警鐘である。

ただし、これは熟練したケースワーカーがもっている蓄積された**臨床知**や**経験知**を否定するものではない。そうした能力は正当に評価されるべきである。

(2) クライエントの感情表現を大切にする（意図的な感情の表出）

今日のケースワークでは、クライエントは自分自身と環境の間で調和が保たれないために援助を求めると考えられている（生活モデル）。このようなクライエントは、自信を喪失していたり、自己嫌悪に陥ったりしている場合がある。一方でクライエントには、自分自身の感情、不満や怒り、悲しみを表現したいというニーズもある。このような感情を一旦自由に、かつ率直に表現できる経験や機会がクライエントにとって大切であり、ケースワークもそこから出発する。それを促すのがこの原則である。

ただし、ありとあらゆる感情をクライエントに表出させればよいという

バイステック
Biestek, Felix Paul
1912〜1994
アメリカの社会福祉研究者でカトリックイエズス会の神父。1957年に『ケースワークの原則』を著し、利用者との援助関係を適切に形成するための7つの原則を唱えた。

ステレオタイプ
stereotype
多くの人に浸透している固定観念や思い込みなどを意味し、ものの見方が型にはまって固定的で柔軟性がないさま。

臨床知や経験知
いずれも専門職が具体的な臨床（実践）経験を通して得た知識や認識のこと。簡単に言葉で説明できない知識や独自のノウハウなどをいう。

のではない。クライエントにとって否定的感情や辛く恥ずかしいような体験を話すことは、嫌な記憶をよみがえらせ、余計に混乱したり、気落ちさせたりするおそれもある。ケースワークにおいてこのようなリスクを感じた場合は、深入りせずクライエントを精神的にサポートする方策を講じなければならない。

(3) ケースワーカーは自分の感情を自覚して吟味する（統制された情緒的関与）

この原則は、クライエントを何とかしたい、よい方向に向けたいという熱意や人間的な感情をケースワーカーが自分自身でコントロールすることを意味する。「困っている人を何とかしたい」という気持ちは、ソーシャルワークの基本となるものだが、この気持ちが高じて独り善がりになってしまい、ケースワーカー自身の関心や都合を優先させた援助になってしまう場合もある。

一方でクライエントのモチベーションが低い時や援助の成果が上がらない時などに、ケースワーカーがクライエントの態度に不満をもったり、怒りを感じたりすることもあるかもしれない。時にはクライエントの感情に振り回されることもあるかもしれない。このような事態が起こらないように落ち着いてクライエントと向き合おうというのがこの原則の意味である。

(4) 受けとめる（受容）

ケースワークにおいて重要なのはクライエントとの信頼関係（ラポール）の形成である。そのためには、ケースワーカーがクライエントの否定的な感情も肯定的な感情も受けとめる必要がある。ケースワーカーの側に包容力があり、面接時においても傾聴的な姿勢が示されれば、クライエントは安心してケースワーカーに対して話ができるかもしれない。それゆえ、この原則は重要だとされている。

しかし、これは「言うは易く、行うは難し」である。個々のケースワーカーにおいても、一個人としての価値観があり知識・経験の違いや人間性の違いがある。当然、クライエントに対してもつ印象や感情もさまざまである。したがって、すべての援助者が一様にさまざまなクライエントをあるがままの状態で受けとめるのは困難であるが、専門職としての経験を積み、訓練を通して常に自分自身のキャパシティを広げられるように努める必要がある。

(5) クライエントを一方的に非難しない（非審判的態度）

前述の通り、ケースワーカーもクライエントに対して否定的な感情をもつことがあり得る。反対にクライエントに対して心情的に同情してしまう場合もある。ケースワーカーのそのような感情には、自身の価値観や倫理

観が影響している場合がある。仮にケースワーカーが自らの関心や感情に基づいてクライエントを評価したり、審判したりするならばそれは私的な関係でかかわっているに過ぎないことになる。このような事態は避けなければならない。

また、仮に社会的な意味で善悪の判断が可能であったり、論理的に評価を下すことが可能であったりしても、それでクライエントの抱える問題が解決するわけでもない。したがって、私的な関心や感情および一方的な指標（価値判断、評価）によってクライエントを評価、判断する姿勢を自制することを求めたのがこの原則である。

(6) クライエントの自己決定を促して尊重する（クライエントの自己決定）

クライエントの人生や生活はクライエント自身のものだとの前提に立ち、自分のことは自分で決められるように援助するという意味である。しかし、ケースワーカーはクライエントに対して優越感をもち、自分の価値観や社会規範を優先したかかわりをしてしまう場合がある。そうだとすれば、自己決定を尊重するためには、ケースワーカーは自身の守備範囲にクライエントを連れてくるのではなく、できるだけクライエントの考え、志向、都合などを理解した上で、クライエントの守備範囲（相手の土俵の上）でかかわる姿勢が必要である。このような大胆な発想の転換がなければ、自己決定など簡単に促されるものではない。

なお、クライエントが危機状態にある時は、クライエントに代わってケースワーカーが判断し危機を回避するなど必要な措置を講じなければならない場合もある。また、意思能力が不十分なクライエントに対しては、権利擁護の一環として成年後見制度を活用することが必要となる場合もある。

(7) 秘密を保持して信頼関係を醸成する（守秘義務）

改めていうまでもなく、この原則は、すべてのケースワーカーが遵守するべき原則である。ソーシャルワークという仕事は**感情労働**などと称され、ストレスが蓄積されやすい仕事であることから、思い通りに展開しない援助について愚痴が出たり、クライエントに関する話題を職場以外の場で話してしまうことがある。そうした何気ない日常会話などから守秘義務が侵され、ひいてはクライエントとケースワーカー、クライエントと援助機関の間に不信感が生まれることがあるため、高い倫理観をもって行動しなければならない。また、近年は、いわゆるメールや**ICT**を活用した情報交換、情報共有がなされることが多くなっており、**情報リテラシー**の問題を含めた守秘義務の遵守が重要となっている。

このように狭義のソーシャルワークにおいて援助関係を重視する立場やバイステックの7つの原則を意識する姿勢は、時代が変わっても重要なこ

感情労働
肉体労働や頭脳労働に比べ、労働対象に対して日常的に自らの情動を活用またはコントロールしながらかかわる場面が多い労働のこと。福祉や看護などの他、接客をともなうサービス業がそうした特徴をもつ。

ICT
information and communication technology
情報通信技術のことで、インターネットやパソコンなどを用いて効率的な情報処理やデータ通信を行うことを意味する。使いようによって、多職種連携を促進したり、記録の作成・管理を簡便にすることなどが期待されている。

情報リテラシー
information literacy
情報を取り扱う基本的な能力のこと。情報通信技術の発達によって、個人が得られる情報量が膨大になったため、そこから必要なものを選択し、必要に応じて活用したり、加工したりする能力や自ら情報を創出するための能力が必要となっている。

とであり、一定の普遍性をもったものとみることができる。

ただし、「バイステックの原則」には、今日的にみるといくつかの点において留意すべき内容もある。たとえば、① 1950年代という時代背景もありキリスト教的道徳観やクライエント個人を対象にした伝統的ケースワーク理論に依拠しているため**医学モデル**の影響が強く、今日で言うところのエコロジカルな視点はほとんど見当たらず、主にケースワーク関係のみに焦点を当てているという点、②クライエントを取り巻く社会・経済的状況、政治的状況への関心という視点は希薄であり、個人の変容や環境への適応に目標がおかれ、適応すべき社会が内包しているさまざまな矛盾には関心を寄せていないという点、③「この相互作用は、ケースワーカーとクライエントが互いに響きあうようにして進んでゆく生き生きとした活気に満ちたやりとり」[5] としながらも、ケースワーカーの側がより効果的にケースワークを展開するための要件という意味合いが強く、クライエント側の要素があまり勘案されずパターナリスティックな側面があるという点、④あくまでも特定の1人の人間、つまりクライエント個人を対象としていることから、支援対象または社会資源としての家族や家族関係には視野が及んでいない点などをその弱点や限界として認識しておくべき必要もある[6]。

B. 専門職としての自己理解

すでに述べた通りソーシャルワークでは、ソーシャルワーカー自身がもつ価値観、援助観、人間観等を背景に真摯にクライエントに向き合うという要素が強い。したがって、ソーシャルワーカー自身の自己理解が不可欠であり、日々、偏りや先入観の有無とその影響を自ら検証し、援助にかかわる必要がある。偏りがなく価値観等もしっかりしているソーシャルワーカーであっても、自分が得意な方法論や援助モデルに固執し、自らの術中にクライエントを当てはめてしまうようなこともあり得る。また、個別化が大事だと頭ではわかっていても、過去の類似したケースと同じように対応してしまうこともあり得る。しかし、それでは適切な援助関係の形成やクライエントを主体とした援助が展開できない。

ソーシャルワークの領域で、自己理解は「**自己覚知**」という言葉で表現されることが多いが、これはソーシャルワーカー自身の自己内省を意味する言葉である。しかし、自己覚知は自己内省だけでできることではないためスーパービジョンやコンサルテーションの機会を活用することが大切とされている。もちろん、職場における**OJT**も自己覚知の機会になり得るが、職場内外で適当なスーパーバイザーとスーパービジョン関係を結び、

医学モデル
medical model
クライエントを患者イメージで捉え、援助者が主導的にかかわろうとするスタイル。クライエントを問題を抱えた人として見下しがちだとして、ソーシャルワークでは批判的に用いられることが多い。

自己覚知
ソーシャルワーカーを含む対人援助職に共通して求められるもので、自分の価値観や考え方の癖、抱きやすい感情などをあらかじめ理解しておくこと。

OJT
on the job training
日常の職務につきながら自分の仕事に必要な知識や技術を習得すること。職場内訓練、職場内研修などといわれる。

定期的にスーパービジョンを受けることが有益である。ソーシャルワーカーの職能団体である日本社会福祉士会では会員の生涯研修制度の中に明確にスーパービジョンを位置づけており、スーパービジョンは、社会福祉士が認定社会福祉士等の上級資格を取得するために必要不可欠なプロセスともなっている。

さらに自己理解のためには、**ポジショニング**という概念を知っておくことも有益である。ポジショニングとは、一人ひとりのソーシャルワーカーが自分の「立ち位置」を客観的に理解しておくという意味である。

医療ソーシャルワーカーを例にとると、医療機関ではさまざまな職種が働いており、組織のどこかに医療ソーシャルワーカーが位置づけられている。院内で医療ソーシャルワーカー（業務）の位置づけが明確な組織もあれば、ややあいまいな組織もある。それによって自分の位置づけについて、満足に思っている人、不満に思っている人、入職前に思った通りだという人、そうでもなかったという人がいる場合もある。

いずれにしても、医療ソーシャルワーカーとしての今の自分の「立ち位置」をひとまず確認しておこうというのがポジショニングの意味である。言い換えると、組織や職場におけるパワーバランスのどこに自分が、あるいは自分の職種が位置づけられているかを知っておくということである。

このような理解、つまりポジショニングを把握しておくことは、組織内で他職種との関係において生じやすい不必要な摩擦や葛藤を回避したり、医療ソーシャルワーカーが無理な自己主張をして院内で孤立したりすることを防ぐ意味でも大切である。

ただし、ポジショニングの概念は多義的であり、上述したものを含め次のように整理することができる。
①組織や職場の中でソーシャルワーカーとしての自分が置かれているポジション
②医療制度改革等の中で勤務先（病院種別）に期待されているポジション
③地域の中での勤務先の機能、役割・期待、社会的評価というポジション
④職場に複数のソーシャルワーカーがいる場合、その中での自分のポジション（現時点での能力や職場内での役割・期待を含む）
⑤自分のソーシャルワーカー人生の中での「今」というポジション（成長過程にある自分の評価を含む）
⑥具体的援助場面におけるクライエントや家族との関係の中での自分のポジション

上記のうち②と③のポジショニングは、時代の要請や地域の期待の中での勤務先や自分の役割を客観的に捉えることを促進するものである。また、

ポジショニング
positioning
集団スポーツなどで選手が試合の全体状況を察知して自分の身体を攻撃または守備に際して最も適切な位置に置くこと。転じて、ソーシャルワーカーが所属する組織内において自らの立ち位置を知ることやクライエントとの関係性が今どういう状況にあるかを把握し、適切な位置取りをすること。

医療ソーシャルワーカー
主に保健・医療機関で働くソーシャルワーカーのこと。疾病や障害によって生じる社会生活上の諸課題をもつ患者やその家族に対して受療の側面的援助、経済的援助、心理的援助、退院支援等を行う職種。

④と⑤のポジショニングは、現時点での自分の力量や期待される役割を認識し、学習課題や自己研鑽のテーマを見出す上で有効である。これらのポジショニングは「場のポジショニング」といわれるもので、自身の置かれている「場」を知ることによって余計なストレスや気負いを抱えて混乱したり、**バーンアウト**したりすることを防止する上で極めて重要なものである。

これに対して⑥のポジショニングは、「クライエントとの援助関係」の中で、自分がどのような立場にいるか、クライエントや家族の期待に応えられる存在か、クライエントや家族との距離（感）や力関係は適切か、**転移・逆転移**はどの程度生じているか、家族を含めた三者関係の中に巻き込まれていないか等を見極める意味での、ワーカー－クライエント関係に焦点を当てたポジショニングであり、①～⑤とは意味が異なる。

ソーシャルワーカーに限らず、いわば専門職である自分自身を1つの道具としてクライエントと真摯に向き合う職種においては、自己の客観的理解を心がけつつ、自己覚知に基づく学習課題等を意識しながら、日々の援助に携わることが求められるといえよう。

以上、本章では、ソーシャルワークを広義と狭義の両方から概観し、要約的に基本的視点や基本姿勢を述べた。実践に臨む際には、あくまでもクライエントの状況を的確に把握し、これらを援用することが求められる。

バーンアウト
burnout
仕事などに打ち込み過ぎて極度に疲労し、意欲を失い、無気力な状態に陥ること。燃え尽き症候群ともいう。

転移／逆転移
転移とは、援助場面でクライエントがソーシャルワーカーに対して特別な感情を抱くことをいう。親近感や好意を抱くような場合を陽性転移、拒否や反感を抱くような場合を陰性転移という。逆転移とは、ソーシャルワーカーがクライエントに対して好意や嫌悪などの特別な感情を抱くことをいう。

注
(1) 秋元美世・大島巌・芝野松次郎・藤村正之・森本佳樹・山縣文治編『現代社会福祉辞典』有斐閣，2003，pp.300-301.
(2) 木下大生・藤田孝典『知りたい！　ソーシャルワーカーの仕事』岩波ブックレット，岩波書店，2016，p.3.
(3) リッチモンド，M. E. 著／小松源助訳『ソーシャル・ケース・ワークとは何か』中央法規出版，1991，pp.57-59.
(4) ブトゥリム，Z. T. 著／川田誉音訳『ソーシャルワークとは何か―その本質と機能』川島書店，1986，pp.59-64.
(5) バイステック，F. P. 著／尾崎新・福田俊子・原田和幸訳『ケースワークの原則―援助関係を形成する技法』新訳改訂版，誠信書房，2006，p.25.
(6) 7つの原則を含めたバイステックの言説に対する検討や批判は、小野哲郎『ケースワークの基本問題―社会科学的視点からの技術論・政策論の批判的検討』改訂増補版，川島書店，1999，pp.49-80，大谷京子『ソーシャルワーク関係―ソーシャルワーカーと精神障害当事者』相川書房，2012，pp.80-82，武田建・津田耕一『ソーシャルワークとは何か―バイステックの7原則と社会福祉援助技術』誠信書房，2016，pp.4-6等でなされている。

理解を深めるための参考文献

●宇江佐真理『聞き屋与平―江戸夜咄草』集英社文庫，2009.
　薬種屋の隠居である与平が、道楽まがいの「聞き屋」を始める。その背景には隠れた
理由があるが、与平の聞く姿勢や客に対する向き合い方に、対人援助の原則、面接時
の姿勢と通じるものを見出すことができる。読みやすい連作時代小説である。

●武田建・津田耕一『ソーシャルワークとは何か―バイステックの7原則と社会福祉援
助技術』誠信書房，2016.
　相談援助に不可欠な援助関係形成の土台となるバイステックの7原則を解説した上
で、ケースワークの展開過程に沿って事例も交えながらソーシャルワークのポイント
を述べている。初学者にもわかりやすい文章で書かれている。

●八木亜紀子・菅野直樹・熊田貴史・松田聡一郎『事例で理解する相談援助のキーワー
ド―現場実践への手引き』中央法規出版，2019.
　インテーク、共感、傾聴、自己決定、直面化など相談援助の現場で必要となる30余
りのキーワードを、最新の事例を用いながら解説している。ソーシャルワークの抽象
概念を具体化しながら学習するには大いに役立つ。

●植田寿之『マンガで学ぶ対人援助職の仕事―在宅介護と介護予防をめぐる人々の物
語』創元社，2019.
　在宅介護をめぐるオリジナルストーリーと対人援助にまつわる要点解説を組み合わ
せ、専門職が職場の仲間や地域住民とともに利用者を支え合い、自らも成長する姿が
描かれている。

コラム1 面接とプライバシー

　ソーシャルワークにおいては、クライエントのプライバシーにかかわることが多い。個人情報の管理やプライバシーの保護が重視される中、相手に聴いて良いことやいけないことの判断は、相対的であり難しい。それでも、ソーシャルワークに携わる人には、面接時の質問技法によって、クライエントの置かれている状況を聴き取り、状況を理解する力が必要である。聴く側が相手の応えや言動に対して、共感なり、驚きなり、何らかの反応を示しつつ、話の内容に関連した質問をつなぎクライエントの状況を把握するようにしなければ、面接でクライエントの抱える問題の核心に迫ることはできない。聴く側の受容的な反応と関連のある質問で、自然な会話の流れをつくり個人の事情に立ち入っていくのが面接技法の核心である。聴き出そうとする状況は、家族関係だったり、経済状況だったり、生活歴だったりと、極めてプライベートにわたる事柄が中心になるため、当然、クライエントには回答を拒否することが許されている。拒否されたら質問を変え、別の切り口からクライエントの事情や困りごとの内容に近づくのも援助者の力量である。クライエントには、他人に立ち入られる不安もあれば、話すことによって他人に事情を理解してもらう喜びもある。クライエントが質問に応えながら、自分の内部で雑然または混沌としていた状況が次第に整理されていくプロセスを体験し、ソーシャルワーカーとともに課題に立ち向かおうと思えるようになるところに面接の大きな意義がある。配慮や遠慮のあまり、何も聴けない、語れない関係になっては、ソーシャルワークは成立しないのである。

コラム2　現場で求められる「技術」再考

　先日、久しぶりに筆者の勤務校に訪ねてきた医療ソーシャルワーカーである卒業生が「ここ数年はスキルを磨くことを優先し、相手を思いやるという基本的なことがおろそかになってしまっていたかもしれません」と話してくれた。話を聴くと、彼女が、クライエントを思いやることよりも優先したスキルの中身は、どうやら「面接を効率的に展開するための対話術」「医療職と対等にわたり合えるだけの専門知識の習得」そして「残業をしなくて済むための事務処理能力」ということのようであった。確かにさまざまなスキルを修得することは、仕事の質を高めるために有益であり、現場ではケースを手際よくさばくための要領の良さや、目の前の業務を効率よく回すためのスキルとしての事務処理能力も必要である。しかしながら、利用者と真摯に向き合うというソーシャルワークの基本を棚上げして、職場や組織で即応的に求められるスキル、つまり狭義の技術の修得に専心してしまうと、その技術はソーシャルワークの本質とは相容れないものに変質してしまう場合がある。

　専門職が技術に関心をもった時には、それは何のために、誰のために必要な技術なのかという意識をもたないと、いとも簡単に「技術主義」に陥るおそれがあり、また「技術主義」に陥った時には往々にして利用者に対する関心を見失っている場合が多いという事実を知っておく必要がある。ただ、彼女が遅ればせながら「おろそかになってしまっていたかもしれない」という点に自ら気づいたのは、内在的に気づく力をもっていたからかもしれないし、気づく機会が外から与えられたからかもしれない。内省と自己覚知を繰り返しながら、ソーシャルワーカーとして成長してくれることを願った次第である。

第6章 ソーシャルワークの構造

社会福祉は、社会福祉制度や社会保障制度といった制度体系を築くことで展開されているかのように見える。しかし一人ひとりの抱える困難は、その人が置かれている社会的な役割や背景によって、どのような対応が適切なのかが異なる。この章では、一人ひとりへ対応するソーシャルワークが社会福祉においてどのような位置にあるのかを見ていこう。

1

社会福祉の理念とは何か。その理念の実現のために、ソーシャルワークはどうあるべきか、これらについて考える。

2

社会資源とは何か。社会保障制度と社会福祉事業とその他の社会資源との関連を見ながら、ソーシャルワークにとっての社会資源の意義について考える。

3

社会福祉の拡大と個別化についての理解を深め、個人の社会関係の全体性ならびに全体的自己に視点を据えたソーシャルワークの構造と機能について考える。

1. 社会福祉の理念とソーシャルワーク

A. 社会福祉の本質論争

　社会福祉の理念とは、人間の福祉の実現であり、それは、「共同体に集う人々がともに連帯して幸せな生活を追求し、守る」[1]ことを意味する。この理念の具体的実現のためには、社会的な制度・政策と実践的な方法・技術、すなわちソーシャルワークが必要である。かつてこのいずれか一方が正しいとする立場に立った「**社会福祉の本質論争**」と呼ばれる対立があった。前者が正しいとするのが制度・政策としての社会福祉（政策論）、後者が正しいとするのが実践としての社会福祉（技術論）である。まず、それぞれの対立点を整理してみよう[2]。

　いわゆる政策論の立場は、マルクス経済学の社会政策論的視点から社会福祉の問題を捉えている。社会福祉とは、歴史的に自由主義的段階から国家独占資本主義へといたる近代資本主義社会の従属変数として展開してきたものであり、それゆえ現代の社会福祉もまた、その本質においては労働者階級の生活問題に対応するために設けられた資本主義社会の性格の一部であると捉える立場である。

　一方、いわゆる技術論の立場は、個人とさまざまな社会関係をその当の個人の立場に立って扱い、ケースワーク、グループワーク、コミュニティワークなどの方法を通じて、人間の福祉の実現を図ろうとする活動として自らを位置づけている。この立場の固有性は、社会関係の主体的側面に光を投じることであり、その意味で、社会福祉政策とは相対的独自性を保つものであると主張する。ソーシャルワークの実践をこの立場から考えれば、それは、ケースの中に現れる生きた社会問題の発見から、その個人をあくまでも現実の中で援助するとともに、人間の福祉を阻む数々の社会的要因にも目を向け、それに対しても積極的に働きかけていく二重の活動であると考えられる。

　政策論から見れば、ソーシャルワーク実践は、資本主義社会の構造的矛盾を不問とし、体制の論理を超えることのない「適応のために適応させる技術」に過ぎないと考えるのである。

　しかし、この両者は相対立しているわけではない。それぞれの立場がよりどころとしている科学や学問の相違、その基底をなす人間観や社会観の

相違、そしてそこから浮き彫りにされる問題の捉え方の相違が対立とみなされているのである。そもそも社会福祉は多様なあり方をしているにもかかわらず、それを政策論か、技術論かと二者択一することに無理がある。多様なあり方ならば、多様な見方、枠組みがあってしかるべきで、この政策論と技術論とは互いにチェックしながら機能していくことで、理念としての社会福祉に近づくことができる。すなわち理念としての社会福祉は、現実の社会福祉の諸施策が達成しようとする目的、あるいは目指すべき確固たる理想を指すことが多いものの、政策と技術の相補的な関係によって、作られていくものであろう。

B. ソーシャルワークの位置

　現在の社会福祉の構造は、公的責任をもって展開される社会福祉の制度体系が構築され、その上に、その制度体系を活用しながら、専門的な技術や知識を持って個人の福祉の実現を図ろうとするソーシャルワークが展開され[3]、人間の福祉の実現を図るというように、上部へと構造化されていると見ることもできる（**図6-1**）。

　①社会福祉の理念である人間の福祉、②制度体系としての社会福祉である社会資源、③実践体系の社会福祉であるソーシャルワーク、これら3つの側面は具体的なソーシャルワーク活動という実践の中で密接なつながりを見せる[4]。

　人間の福祉の実現を目指すという理念があるからこそ、現実的な手段や手立てが機能する。社会福祉と聞いてイメージされやすい社会保障制度や社会福祉に関するサービス、さらにはこの図に含まれていないが、社会福祉の実践にとって重要な役割を担っている個人や団体レベルでの社会福祉に関する活動も、社会資源として機能するものである。

　一方、実践とのかかわりにおいて、人間の福祉の実現を目指すという理念は、確固たるものとして存在しているとは言い難い。

　ソーシャルワークは、社会福祉の理念からの何らかの指針を得てその活動を始める。だが、そこで相手にするのは、一人ひとりの生きている人間である。実践の意味は、現在の理念に支えられた諸制度の個人への適用という意味ばかりではなく、現在の理念と諸制度とを具体的実践の中から問い直していくという契機をもその内に含んでいる。つまりAという人物にとってはどうか、Bという人物にとってはどうかというように、その理念は個別的実践活動の中で、絶えず問われ続けるものとして存在しているのである。それゆえ、その理念は、実践活動の目指すべき普遍的な理念と

図6-1　社会福祉の構造と体系

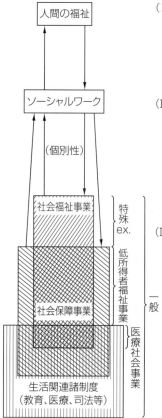

（Ⅰ）目的概念としての社会福祉
人間一人ひとりがその人らしくいきいきと生きられることをめざす到達目標であり、（Ⅱ）と（Ⅲ）の方向性を示す"羅針盤"の役割も果たす。

←（Ⅰ）社会福祉（Social Welfare）……理念としての社会福祉、現実の社会福祉の施策が達成しようとする目的、すなわち人間の福祉。これは、常に問いとして存在し、自己完結的ではない。

（Ⅱ）機能概念としての社会福祉
（十分条件）
（Ⅲ）の（a）（b）を必要としている人々に対して、それをもたらし、真に効果あるものとする活動。"社会福祉における相談援助技術"を駆使する援助活動。（個別的）

←（Ⅱ）実践体系としての社会福祉
ソーシャルワーク（Social Work）
個人の社会関係の全体性ならびに全体的自己に視点を据え、専門的援助技術に基づいて個別化の態度で援助活動を行う。

（Ⅲ）実体概念としての社会福祉
（必要条件）
制度としてそれ自体は自己完結的である。目的達成のための現実的手立て・手段。
（a）特殊的一般
（b）可能的一般

←（Ⅲ）制度体系としての社会福祉
（a）社会福祉事業
（Social Welfare Services）
・「高齢者」「障害者」「児童」等がかかえる特殊なニーズに対応する特殊なサービスとしての事業活動。
（b）社会保障制度と生活関連諸制度
（Social Services）
・社会保険と公的扶助を中心とし、「国民一般」を対象とした、主として経済的な生活保障。
・社会福祉行政を含む厚生行政が中心。

出典）足立叡・佐藤俊一・宮本和彦『新・社会福祉学─共存・共生の臨床福祉学をめざして』
中央法規出版,1999,p.76（筆者一部修正）.

いうよりも、実践活動に何らかの指針を与えつつも、実践活動の中で絶えず問われ続け、さらには新たな理念として形作られていくような、問いとしての理念[3]として述べたほうがよさそうなものである。私たちは誰もが自分の価値観から自由になることはできないにもかかわらず、そのことを忘れて自分の枠組みで見ているものを唯一の真実と思い込んでしまうからである。自分は正しく、他方が間違っていると信じ込んでしまうのである。しかし普遍的な価値観などなく、どうすれば正解が導き出せるかという公式もない。つまり、理念は自己完結的、普遍的なものにはならず、常に問いとして存在していくものなのである。

2. 社会資源の活用

A. 社会保障制度

　社会保障制度は、私たち国民の生活を守るセーフティネット機能を持ち、生涯にわたって生活を支える制度である。具体的には、社会保険、社会福祉、公的扶助、保健医療、公衆衛生を指す。中でも社会保険と公的扶助は、公共的責任において展開されている防貧的、救貧的なサービスで、主として経済的な生活保障である。

　社会保険とは、病気やケガ、事故、失業、老後の生活などのリスクに備えて、国民の生活を保障するために設けられた公的な保険制度で、いわば防貧的サービスである。「相互扶助」の理念の下で作られた制度で、必要に応じた給付がほぼ確実に受けられる代わりに、対象となる国民は社会保険に加入して保険料を負担する義務がある。具体的には、医療保険、年金保険、介護保険、雇用保険、労災保険を指す。国や地方公共団体などの公的機関が運営し、加入者（被保険者）が支払う保険料や国庫負担金などで運営が賄われる。社会保険の給付には、現金給付と現物給付があり、この給付によって、老齢、失業、疾病、死亡などによる極度の貧困や生活困難に対しての予防的な働きかけをしようとするものである。賃金水準や保険期間、所属などに応じた均一的・画一的な給付である。

　だが、社会保険の均一的・画一的給付、ならびに本人の拠出金すなわち自己負担分が課せられているため、低所得者や働くことのできない者は、この予防的な網の目からこぼれ落ちてしまう。そうした人たちに対しての現実的な救貧的サービスが、もう一方の柱である公的扶助である。

　公的扶助には、生活保護や社会手当があるが、これらはみな本人負担のない無拠出金、すなわち公費負担で賄われている。そのため不正受給の防止策をとっている。たとえば生活保護の申請をすると、生活困難の事実確認をするために資産調査や扶養義務者による扶養の可否の調査、年金などの社会保障給付や就労収入の調査、就労の可能性の調査が行われる。保護適用後も届出を義務化しており、ケースワーカーによる月1回の家庭訪問などによる就労指導なども行われている。また生活保護に至っていない生活困窮者に対する自立支援も2015（平成27）年からスタートしている。

セーフティネット機能
今日では、社会保険を第1のセーフティネット、生活困窮者自立支援を第2のセーフティネット、生活保護を第3のセーフティネットと位置づけている。

社会保険
ここでは広義で捉えている。狭義では、医療保険、年金保険、介護保険の3つだけを指す。また雇用保険と労災保険をあわせて労働保険として捉える場合もある。

生活困窮者自立支援制度
生活困窮者の尊厳の確保に留意し、経済的な部分だけでなく、本人の状態に応じた自立を支援することと、そうした支援を通じた地域づくりを目指した制度。

B. 社会福祉事業

　このように社会保障制度は国民の最低限の生活を保障するという、国民一般を対象とした、主として物質的・経済的な援助体系であり、極めて重要なものである。しかしそれだけでは十分ではない。高齢者、障害者、児童などは経済的な援助だけでなく複数の福祉サービスを利用することによって生活上の困難を軽減している。そうした特殊なニーズに対応する特殊的サービスの提供を図るのが**社会福祉事業**である。

　社会福祉事業は、社会福祉六法ならびにその他多くの関連法規に基づきながら、諸種の機関や施設がその実務に当たり、第1種社会福祉事業と第2種社会福祉事業に分類されている。

　第1種社会福祉事業とは、利用者への影響が大きいため、経営安定を通じた利用者の保護の必要性が高い事業を指す。障害者支援施設、重症心身障害児施設、養護老人ホームなど、入所施設サービスがこれに含まれる。経営主体は、原則として行政および社会福祉法人である。施設を設置、経営しようとするときは、都道府県知事等への届出が必要となる。**第2種社会福祉事業**とは、比較的利用者への影響が小さいため、公的規制の必要性が低い事業を指す。保育所の経営、訪問介護、デイサービスなど、主として在宅サービスがこれに含まれる。すべての主体が届出をすることにより事業経営が可能である。

社会福祉六法
生活保護法、児童福祉法、身体障害者福祉法、老人福祉法、知的障害者福祉法、母子及び父子並びに寡婦福祉法の6法。

C. その他の社会資源

　地域社会では、さまざまな社会福祉サービスが展開されている。社会福祉事業従事者の養成施設の経営、給食・入浴サービスなど、地域住民の社会福祉ニーズに即応した事業展開もある。またボランティア活動なども展開されている。これらと社会福祉事業との関連を示したのが、**図6-2**である。こうした民間レベルの活動は、制度や政策には至っていないものの、私たち一人ひとりの福祉の実現に欠かすことができない活動もある。そうした活動は、規制がない分、自由に、かつ素早く対応することができる。一方、経済的な課題や後継者不足など、活動の継続性に困難を抱えている団体も多い。地方自治体や社会福祉協議会等による資金助成などが実施されている分野もあるが、その活動への寄付行為や活動をしている人の、いわば「手弁当」に頼らざるを得ない活動もある。

　こうした民間レベルの活動による社会福祉サービスは、利用する側にとっても課題がある。自分にとって必要なサービスがあるのか、またどのよ

図6-2 社会福祉事業と社会福祉を目的とする事業

【社会福祉を目的とする活動】
地域社会の一員として自立した日常生活を営むことを支援する事業。
● 経営主体等の規制はなく、行政の関与は最小限。

【社会福祉事業】
社会福祉を目的とする事業のうち、規制と助成を通じて公明かつ適正な実施の確保が図られなければならないもの

第2種社会福祉事業
（経営主体に制限なし）

第1種社会福祉事業
（行政、社会福祉法人が経営主体）

【社会福祉に関する活動】
● 市民のボランティア活動
● 企業、団体の社会貢献活動

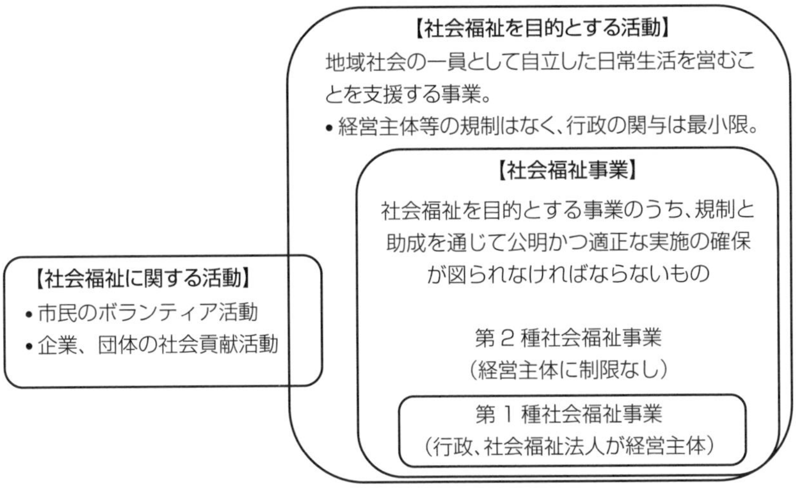

出典）厚生労働省ウェブサイトをもとに作成.

うにすればそのサービスに結びつき利用可能となるのかなどの情報を誰もが公平に得ることが難しい。こうしたサービスを見つけることができたことを運がよかったとするだけではなく、サービス提供者側の情報発信力とサービスへのつなぎ役の整備が課題と言えよう。

D. ソーシャルワークにおける社会資源の意義

　ソーシャルワークは、制度体系としての社会福祉、すなわち個人、団体レベルでの諸種の社会福祉的な活動の実態としての社会福祉を必要条件としつつ、Aさんという人の、個別的で具体的な現実に接近し、個別的な援助を展開するものである。その援助の展開の中での社会資源を活用するか、しないか、あるいは活用するにしてもどのように活用すべきかという判断は、あくまでもAさんの福祉を実現するうえでどうかという点から判断される。さらには、Aさんの福祉を実現するうえで社会資源が不十分であったり、活用するものがなかったりする場合には、それらを作り変えたり、新たなものを作り出すようにと働きかけたりする、**ソーシャルアクション**の対象としての性格をも持ち合わせている。したがってソーシャルワークを駆使した活動にとっての社会福祉関連諸制度は、活用可能な社会諸資源という性格と働きかけの対象という2つの側面をあわせ持つものである。

　同時にAさんの内面にある問題解決の力も資源であり、それが援助への動機づけになることを知らなければならない。つまり、援助の実践にお

79

いて社会資源を活用することで、Aさんがそこに依存し自らの問題解決能力を低下させるのではなく、Aさんの**内的資源**を刺激し活用することで、Aさんの「自律性」を高めることを目指すことも忘れてはならないのである。

また、福祉サービスとしての社会資源が、本来の目的に合った利用のされ方をしているかを検証することもある(5)。たとえば、Aさん家族が特別児童扶養手当を受給していたとする。受給している特別児童扶養手当は、児童の福祉に活かされるものであるが、親であるAさんの遊興費に消えていたとしたら、手当の本来の目的から逸脱してしまう。そればかりかAさんは働いて金を稼ぐことをやめてしまうなど、Aさん家族にとって害をもたらすものとなるかもしれない。このような場合、福祉事務所のケースワーカー、児童相談所のソーシャルワーカー、児童委員、あるいはその他の第三者の介入が必要になってくるかもしれない。特別児童扶養手当の目的をAさんに明確に伝えること、本来の目的に使われない理由を明らかにすること、家族関係の問題性の有無を明確にすること、その上で援助する際に実践的に援助活動を進めていくことが、対人援助技術を駆使する場面である。つまり、制度体系によって規定されているサービスをより有効に活かすために、それを受けている個人の側に目を向けることが大切なのである。仮に有効に活かされていない場合には特に、対人援助技術を駆使したソーシャルワークという実践活動が必要になってくる。

3. ソーシャルワークの構造と機能

A. 社会福祉の拡大と個別化

私たちは個人として、法によって保障されたさまざまな権利を持っている。司法、教育、医療、社会保険など、諸制度それぞれは、私たちが持つさまざまな権利にそれぞれ対応する制度である。**社会福祉の拡大**(3)とは、社会保障制度や社会福祉事業など、制度の拡充を意味する。制度は、あくまでもその普遍性、一般性を前提としたものであるために、制度をいくら完備したとしても、それがその対象の個別性、具体性をすべて網羅することは不可能である。社会福祉の拡大が、個人の権利の拡大に応じた諸制度の完備という、制度の全体性を問題にしているのである。国民一般を対象

とし、国民の最低限の生活保障をするという社会保障制度と比べ、社会福祉事業は高齢者や障害者、児童などが抱えるそれぞれの属性ゆえの特殊なニーズに対応するサービスの提供をする。これはより特殊で個別化された対象としていることを意味する。しかし、この個別化はあくまでも制度的次元における個別化である。一つひとつの社会福祉事業の根拠となるのが法制度である以上、その対象は高齢者一般、障害者一般、あるいは児童一般となってしまう。社会保障制度よりも社会福祉事業は、その対象をより細かなものとしているが、受給条件が発生しなければ、原則として何もなしえないし、受給条件が発生しても、均一的、自動的、機械的給付でしかない。制度を利用しようとする個人の条件が、制度側の要件に適うかどうかということだけが重要な事柄となる。個人の側の主観的な問題や個人の抱える事情とその意味といった問題は、制度的次元においては一般的には問題とならないのが普通である。

　たとえば障害という枠組みに入るかどうかは、要件を充足しているかどうかの判定から始まる。要件を満たしているならば、次に「障害程度等級表」によって示された基準で判別される。判別された基準ごとに想定されたニーズに対応する均一的なサービスの給付が決定される。要するに、その人物は「障害程度等級表第〇〇級」に該当する人物という形で、基本的には誰であろうと同一に扱われることになる。そこにおいてはAさんとBさんの違いはない。つまりそのカテゴリー内部にその人間が当てはまるかどうかが問題なのである。実際にはAさんとBさんは抱えている問題もそれぞれ生きている世界も違う。それゆえ「Aさんにとっての」という側面は、制度・政策レベルでは、原理上考慮しえない問題となってしまうのである。そこで対象者属性を細分化したり、または対象者の枠組みを広げることで、このカテゴリーの網の目は、より細かなものにすることもできるし、そこにおいて想定されるニーズの質や量とサービスの適切さを考慮し、問題とすることもできる。

　社会福祉の拡大、制度の拡大とは、このようなカテゴリーの網の目をより細かなものとし、そこに、より適切なサービスを振り当てる動きである。しかし、その網の目をより細かなものとしても、そこから抜け落ちてしまう人もいる。さらに重要なことは、そのように細分化された属性をいくら寄せ集めてみても、Aさんという人の抱えている問題・状況の全体性は見えてこないし、全体的にかかわることもできないのである。なぜなら個々の制度はあくまでもその具体的個人の一側面にしかかかわれないからである。Aさんという人の抱えている問題・状況は、属性分類に応じた福祉対策の網の目に引っかかる部分もあるが、決してそれだけでは捉えら

図6-3　社会福祉の拡大と個別化

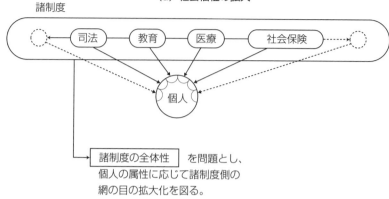

(a) 社会福祉の拡大

諸制度

司法　教育　医療　社会保険

個人

諸制度の全体性　を問題とし、
個人の属性に応じて諸制度側の
網の目の拡大化を図る。

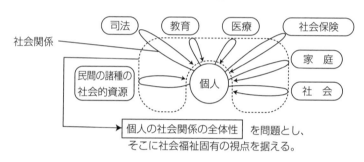

(b) 社会福祉の個別化

司法　教育　医療　社会保険

社会関係

民間の諸種の
社会的資源

個人

家　庭

社　会

個人の社会関係の全体性　を問題とし、
そこに社会福祉固有の視点を据える。

出典）夏刈康男・石井秀夫・宮本和彦『改訂　社会生活の実践と構造』
　　　八千代出版，1995, p.237より.

れない、より全体的なものなのである。

　一方、社会福祉の個別化とは、解決されるべき問題は当事者が抱えている具体的な問題であるという認識に立ち、その個人が取り結んでいる家族関係やさまざまな社会関係という、その関係の全体性にその個人の視点を据え、一人ひとりの人間の福祉の実現を目指していくものである。その個人の、個別的で具体的な現実に接近し、その現実に対して徹底的に個別的な援助をなしていくのが、ソーシャルワークである。これらのことをまとめたのが、**図6-3**である。

B. 個別性と全体性

　ソーシャルワークにおける個別的な援助とは、一領域内部での領域目的に応じた機能的個別化ではない。さまざまな領域にまたがるという意味での領域間個別性、また他の人とのかかわりを重視するという意味での対人

関係における個別性または社会的個別性というものを意味している。

　福祉サービスなどの社会制度の力を借りながら社会生活を営む場合は、通常複数のサービスを利用している場合が多い。そしてこれら複数のサービスを同時に受けようとする場合、それぞれのサービスやその根拠となる社会制度そのものが、それぞれに機能しているために、それらを利用しようとしている個人の側からすれば、自らも社会制度の要請や条件に合わせ機能分化せざるを得なくなる。それは統合性を欠いた「部分としての個人」にならざるを得ないことを意味する。つまり社会制度の側から要請してくる条件に自らを適合させていったら、個人はバラバラな存在になってしまうのである。ここでは、複数のサービスを個人の側で、「統合」しなおす必要性が生じてくるのである。いわば縦割り行政の弊害によるものであるが、個人の側の人格的全体性を損なうことなく、各制度領域間のサービスを調整しながら有効に活用していく手助けをする。個人の領域間個別性を尊重した援助が、ソーシャルワークでは求められる。

　医療の場を例に考えてみよう。Ａさんは体調に異変を感じ、病院を受診したとする。そこでさまざまな手続きの後、診察、諸検査が行われ、ある診断が下され、その診断結果から、さまざまな治療と、治療に向けての処方箋が提示される。そのプロセスの中で、いわばＡさんは「○○病の患者」として扱われ、「○○病の」Ａさんという新たな位置を獲得する。そして、Ａさんには病気を治すという医療目的に沿った**患者役割**が要求される。病気を治すためにはＡさんはこの患者役割を確実に実行しなければならない。それを個別的に指導し、Ａさんがその役割を確実に実行するように援助するのが、医療内部における個別的援助である。しかし当のＡさんにとっては、患者役割は果たさなければならない役割の１つで、それ以外にもさまざまな社会的役割があり、Ａさんにとってその役割の優先順位は必ずしも一様ではない場合もある。しかも、それらの役割は、社会的諸制度が要求するほどには専門分化されていないのである。時にはさまざまな役割が葛藤を起こしてしまう場合もある。たとえば、受診した翌日に、立場上、出席しなければならない会議があるとか、家庭において面倒を見なければならない幼い子どもがいて代わりになる人をすぐに探すことができないなど、抱えている事情はさまざまあるであろう。第三者である医療者がＡさんに患者役割の遂行を求めるだけならば、「あなたの健康が第一です」と他を切り捨てるように指導するかもしれない。しかし、当のＡさんにとってはその指導に従うべきか否か、判断に迷いが生じることがある。こうした葛藤は、ほんの少しの調整ですむ場合もあれば、時には、もっと重大な問題、生きるということにかかわる重大問題を引き起

こす場合もある。その際には、Aさんの社会関係の全体性、全体的自己への配慮が必要とされる。その配慮の基本的前提となるのは、Aさんが見ている現実とAさん以外の人が見ている現実とは異なっているということであり、その点を十二分に理解しておく必要がある。現実の見方は、その人が取り結んでいる家族関係や、社会関係に規定されているのであって、たとえ同じものを見ていたとしても、そこから引き出してくる意味は個々人によって異なっているのである。だからこそ、その人が取り結んでいる特有な諸関係へと近づき、その諸関係の中でのその人の役割の意味を理解し、関係の調整を図ったり、新たな関係を作り上げるといった援助が必要とされる。つまりソーシャルワークにおける個別的援助とは、その人が抱えている社会関係ならびに全体的自己に視点を据えた個別化、それに対する援助を行うことである。

C. 問い直すこと

　理念というと、目指すべきゴールのような意味がある。しかし社会福祉の理念、人間の福祉の実現は、初めから設定されたゴールではない。ゴールは常に問い直されていくものである。ソーシャルワーカーが、利用者に対する援助的なかかわりを通して、その人が体験している現実に近づく努力をする中で、人間の福祉という理念の実現、あるいは理念に向かっていく過程においても問い直しに気づくことがある。そうした気づきは、その人に対する概念的な了解の中では起こらない。私たちは、これまでの生活体験の中で価値観、先入観、偏見を形成してきた。たとえ利用者の立場に立っても、それらを取り払うことなど不可能である。そのことを了解しながら、援助的にかかわれば、その具体的な実践の中で、理念や理念に向かっていく過程についての問い直しに気づくはずである。規定された何かに当てはめようとするのではなく、また唯一正しいものを求めようとはせずに、目の前の人にとっての福祉を問い直し続けることが必要である。なぜなら、個々人に対する具体的な実践活動の中にこそ、その社会の福祉の質のすべてが集約されているといっても過言ではないからである。

注）
(1)　小田兼三ほか編『社会福祉概論』ミネルヴァ書房, 1986, p.2.
(2)　足立叡・佐藤俊一・平岡蕃編『ソーシャル・ケースワーク』中央法規出版, 1996, pp.26-27.
(3)　夏刈康男・石井秀夫・宮本和彦『改訂 社会生活の実践と構造』川島書店, 1995, p.239, pp.243-247, pp.234-237.

(4) 夏刈康男・宮本和彦・幡山久美子・柳澤孝主『変動する現代の社会学』八千代出版，2013，p.142.

(5) 足立叡・佐藤俊一・宮本和彦編『新社会福祉学』中央法規出版，1999，p.68.

▌理解を深めるための参考文献

● 宮本和彦編『変動する社会と生活』八千代出版，2020.
　私たちの身の回りで起きている出来事と社会で生じている変動とを関連づけながら、そこで生起しているあるいは発生が危惧されている問題を社会学的視点から捉えた著書である。第9章では、社会福祉の基本構造とソーシャルワークの特徴を示し、現実の社会・生活問題を社会福祉的視点から検討している。

コラム　　援助者の一言の重み

　人はそれぞれ異なる価値観や先入観を持っている。援助者が良かれと思って言ったことでも、困難や問題を抱える利用者にとってはこうあるべきと決めつけられたように感じやすい。

　1990年代半ばのことである。Aさんの父親（60歳代）は末期がんで自宅療養を続けていた。ある日、Aさんは父親から宗教色をなくした葬儀と散骨をして欲しいとの希望を託された。当時、本人が生前、自分の葬儀や埋葬方法の希望を託すことは非常にまれであった。Aさんは情報を集め、父親の希望を叶えてくれる葬儀社をようやく見つけ、打合せの日程を決めるところまでいった。その打合せの前日の夜、Aさんの父親は変調を訴え病院へ行き、即時入院となった。翌朝、母親から「看護師が急いで来るように言っている」との連絡を受け、Aさんは打合せをキャンセルして駆けつけた。だが拍子抜けするくらい父親の病状は落ち着いていた。駆けつけたAさんに対して担当看護師は「傍についていてあげなさい」と言った。それは、一晩中付き添った母親を休ませてあげなさいということだったらしいが、Aさんにしてみれば、父親の希望を叶えるための葬儀社との打合せだったのに、横槍を入れられたように感じたという。Aさんはそれから3日間付き添い、父親の最期を看取った。父親の遺志を通した葬儀を執り行ったものの、親類縁者からの反発を買い、寺院へ埋葬することになってしまったという。Aさんは葬儀社との準備が万全でなかったことから、親類縁者に理解を求めることができなかったと悔やんでいる。父親の担当看護師の一言は、出かけている間に急変して最期を看取れないことを心配してくれたのかもしれないが、家族は傍に付き添うべきだという一方的な言い方にAさんには聞こえたそうだ。最期が迫った人の家族に対する援助者（この場合、看護師）の言動は間違いとは言えない。しかし当の患者の思いや家族にとって本当の意味での個別的な援助になっていたのだろうか。Aさんにとっての後悔は、担当看護師の言葉に反発を覚えながらも従ってしまったことである。従わなければいけないと思ってしまうほど援助者の言葉には重みがある。

第7章 ソーシャルワークの歴史

この章では、1870年前後にイギリスにおいて生まれたソーシャルワークの先駆的な活動とされるソーシャルワークの端緒を押さえるとともに、その後アメリカで急成長したソーシャルワークの変遷過程を辿っている。また日本におけるソーシャルワークの展開にも触れつつ、「医学モデル」と「生活モデル」の歴史的な形成過程も扱っている。

1

イギリスで誕生したソーシャルワークの先駆的活動（慈善組織協会の活動、セツルメントの活動、警察裁判所伝導員の活動など）についての理解を深める。

2

アメリカで発展したソーシャルワークの形成、確立、発展期の全体的な流れを理解する。ソーシャルワークが、その歴史的展開の中で、対象や対象者をどのように捉え、どのようにかかわり、そして自らの活動をどのように作り上げてきたのかを理解する。

日本におけるソーシャルワークの展開についての理解を深める。

3

医学モデルから生活モデルへの転換についての理解を深める。

1. ソーシャルワークの誕生

　ソーシャルワークの始まりは、1870年前後にイギリスにおいて生まれた慈善組織協会の活動、警察裁判所伝導員の活動、セツルメントの活動にその起源を求めることができる。これらの活動は人道主義的慈善事業あるいは保護事業と呼ばれ、ソーシャルワークの先駆的な活動として知られている。

A. 慈善組織協会の活動

慈善組織協会
COS: Charity
Organization Society

　慈善組織協会は、1869年にロンドンにおいて設立された民間の団体で、その組織形態は救貧法の行政区に対応した地区委員会の連合体的組織というあり方をとっていた。当時の慈善活動は活発に展開されてはいたものの、相互に無連絡であり、個々の慈善活動はバラバラに展開されていた。それゆえ、個々の慈善活動間の調整を図り、それらを組織化することで、救済の「適正化」「効率化」を図るということが慈善組織協会の設立の目的であった。慈善組織協会は、対象者への訪問活動を積極的に展開するために、各慈善活動間の組織化を図り、救済の適正化・効率化を高める活動を展開した。

　ソーシャルワークとの関係でいえば、この慈善組織協会の活動は、地区委員会の調査員による対象者への積極的な訪問面接調査の実施を通じて、対象者の現実に接近するとともにケース記録の集約化を図ったという点で、ケースワークの礎を構築する活動であったといわれている。また個々がバラバラに展開していた慈善活動の組織化を図り、地区委員会の活動を通じて新たなケースワーク機構の発展を促したという点で、コミュニティ・オーガニゼーションの礎となる活動であったともいわれている。

B. 警察裁判所伝導員の活動

警察裁判所伝導員
police court
missioners

　警察裁判所伝導員は、慈善組織協会設立の7年後、1876年からその活動を始めている。その活動目的は、当時の刑務所のあり方から犯罪者を救済し、彼らの社会復帰の一助となることであった。この活動の基本的特徴は、慈善組織協会の活動とは異なり、経済的・物質的援助を提供するとい

うのではなく、犯罪者たちと個人的な関係を取り結び、その関係を通じて彼らの社会復帰の一助となろうとした点にある。当時のマンチェスターでは、犯罪の主因が飲酒にある場合が多かったようだが、再度その人が同じ過ちや同じ道を歩まないようにと、自らが裁判所へと赴き、彼らの保証人になるという活動を展開していた。

　ソーシャルワークとの関係でいえば、この活動は正しくケースワークの礎として数え上げられるべきものである。確かにこの活動の初期には、数多くの誤りや失敗も見られていたようであるが、自らが対象者のもとへと赴き、その人と個人的な関係を取り結び、その人がもっている対人関係への直接的な介入を通じて、いわば人間関係を通じての援助の展開を図ろうとしていたことは注目に値する。

C. セツルメントの活動

　セツルメントの活動は、1860年代末頃に、デニスンによって始められたといわれている。彼は旅行中ジュネーブで開催されていた第一インターナショナルの大会にたまたま遭遇し、それが契機で労働者階級の貧困問題の重大さを知った。帰国後すぐに慈善事業に身を投じ、ロンドンの窮民救済協会の駐在員としてロンドンのイーストエンド地区（ロンドン西部の労働者貧民街）に住み込んだ。だがそこでの経験は失望の連続であった。というのも、当時の慈善的施与だけでは貧困問題の真の解決など到底不可能だと感じたからである。彼がその実践の中で感じたことは、貧困は循環するということ、とりわけ貧民の生活における教育の欠如という問題であった。それと同時に、知識人や支配者階級の人びとの貧困問題に対する現状認識の希薄さという点である。この貧困の循環に楔を打ち込むために彼が思いついたやり方が、知識人の移植（セツルメント）という方法である。この方法を通じて、貧民に対しては新たな教育環境の創出を図るとともに、知識人・支配者階級に対しては貧困問題と社会改良の必要性についての認識の変革をもたらそうとした。

　1873年に始まる大不況期になると、このデニスンの主張はトインビーらの後継者に受け継がれ、マルサスの「貧困の自己責任」原則に対する厳しい批判を展開するとともに、真の救済が「社会改良」にあることを明確にした。そして1884年、バーネットらによるトインビー・ホールの建設以降、このセツルメントの活動は各地に急速に広がった。

　ソーシャルワークとの関係でいえば、セツルメントの活動は、知識人の移植という方法を通じて、知識人と労働者との交流を生み出し、社会改良

セツルメント
settlement

デニスン
Denison, Edward
1840〜1870

第一インターナショナル
（国際労働者協会）
1864年に創設された世界初の国際政治結社。

トインビー
Toynbee, Arnold
1852〜1883

マルサス
Malthus, Thomas
Robert
1766〜1834

バーネット
Barnett, Samuel
Augustus
1844〜1913

トインビー・ホール
世界初のセツルメント・ハウス。

へ向けての両者の**協同関係**を深めたという点、さらには教育事業の展開や地域住民の組織化、地域社会資源の改善を図ったという点で、**グループワーク、コミュニティ・オーガニゼーション、ソーシャルアクション**の礎を構築したともいわれている。またトインビー・ホールが調査の拠点といわれたように、調査研究にも積極的に関与し、社会改良へ向けての世論喚起の役割も果たしていた。

2. ソーシャルワークの展開

A. アメリカにおけるソーシャルワークの形成期

[1] アメリカにおける慈善組織協会の活動とセツルメント運動

イギリスで生まれたソーシャルワークの先駆的な活動は、その誕生から少し遅れてアメリカに移入され、アメリカにおいて急成長した。

慈善組織協会は、1877 年に**ガーティーン**牧師の指導の下、ニューヨーク州のバッファローに設立され、1879 年にはボルチモアとフィラデルフィアに、そして約 70 もの協会が短期間に次々と設立された。

他方、セツルメント運動は、1887 年に**コイト**がニューヨークに**隣保館**を開設し、1889 年には**アダムス**がシカゴに**ハル・ハウス**を開設、その後、都市部を中心に 15 年間に約 100 ものセツルメント・ハウスが開設された。この急成長の背景には、アメリカの急激な工業化と都市化、富の集中と貧困問題、移民の流入や環境衛生問題の拡大などの状況があり、そうした状況に対する社会改良的な機運の高まりの中、慈善組織協会は、住宅改善、結核予防、青少年非行の保護観察などの活動を積極的に展開し、セツルメント運動は、児童労働の禁止や婦人労働者の保護、賃金・労働時間などの雇用条件の改善などの活動を積極的に展開した。

[2] 専門化・科学化へ向けての動き

慈善組織協会は、こうした急激な活動の拡大の中、「**友愛訪問**」を行うボランティアの友愛訪問員の大量補充が必要な状況となり、それにあわせてその手助けをする有給専任職員の配置、増員を行った。この配置、増員が、援助の質の向上（援助の科学化）へ向けての気運となり、友愛訪問員の教育の必要性が強調されるようになった。こうした中、1898 年にニュ

ガーティーン
Gurteen, Rev. Stephen Humphrey
アメリカにおいて最初に慈善組織協会の制度化を実現した人物。

コイト
Coit, Stanton George
アメリカのセツルメント運動に従事した人物。アメリカ初の隣保館を開設。

アダムス
Addams, Jane
1860～1935
アメリカのセツルメント運動に従事した人物。

友愛訪問
friendly visiting

ーヨーク慈善組織協会によって初の有給専任職員に対する6週間の夏期訓練講習が実施され、これが専門教育の端緒となって、ニューヨークやシカゴに**博愛事業学校**が開設され、その後次々と各地に同種の学校が開設されるようになった。またこの専門教育へ向けての動きと並行して、意見交換のための専門誌（『**チャリティ・アンド・ザ・コモンズ**』など）も刊行され、研究と情報交換も加速化した。

[3] リッチモンドの貢献

　この援助の科学化・専門職化の時代に登場してきたのが、「ケースワークの母」として知られる**リッチモンド**である。彼女はボルチモアの慈善組織協会から出発し、先のニューヨーク博愛事業学校にかかわる中で、友愛訪問を専門的なレベルにまで高め、**ソーシャル・ケースワーク**の方法としての科学化・理論化に努力した。リッチモンドは、援助計画立案の前提として、徹底した調査の必要性（クライエントが抱える社会的状況とパーソナリティの明確化へ向けての調査の必要性）を強調し、個別的処遇と社会的な施策の相互補完性という観点から、環境の力を利用して個人のパーソナリティの発達を促すという方法を提示した。個人と個人の環境条件に関する資料を可能な限り集め、個人をめぐる環境条件の検討とその環境条件の改善から、個人のパーソナリティの発達を促そうと考えたのである。リッチモンドの考え方には、社会改良の時代を反映してか、**社会医学**的、**社会診断**的性格が強く現れている。

[4] 各専門分野へのソーシャルワーカーの配置

　慈善組織協会は、この援助の科学化・専門職化の流れの中で、次第にその社会事業的性格を強めた。そして、1910年ごろにはその名称を**家庭福祉協会**へと変更し、この家庭福祉協会が、貧困者救済や家庭福祉問題を担う中心的機関となり、ケースワークはそこにおける中心的技術として位置づけられようになった。

　またこの時期には、家庭福祉分野のみならず、医療、精神医学、学校などの分野にも、新たにソーシャルワーカーの配置が始まった。マサチューセッツ総合病院への医療ソーシャルワーカーの配置（1905年）、コーネル診療所やベルビュウ大学病院精神科部門への精神医学ソーシャルワーカーの配置（1906年）、学校ソーシャルワーカーの源流といわれる訪問教育制度の創設（1906年）など、各分野の実践の場にもソーシャルワーカーが配置されるようになった。その後は、分野ごとに全国協会が組織され、ソーシャルワーカー教育も分野ごとの展開を見せ始めた。

博愛事業学校
1904年、ニューヨーク博愛事業学校開設（後のコロンビア大学ソーシャルワーク大学院）、1908年、シカゴ市民博愛事業学校開設（後のシカゴ大学ソーシャルワーク大学院）。

チャリティ・アンド・ザ・コモンズ
Charities and the Commons

リッチモンド
Richmond, Mary Ellen
1861〜1928
『貧困者への友愛訪問』（1889年）、『社会診断』（1917年）、『ソーシャル・ケースワークとは何か』（1922年）。

ソーシャル・ケースワーク
social casework

B. アメリカにおけるソーシャルワークの確立期

[1] ケースワーク理論の精神医学・心理学への傾斜

　第1次世界大戦を境に、ケースワークの理論的基盤に著しい変化が見られ始めた。それは**精神医学ソーシャルワーク**への関心の増大とケースワークの理論への**精神分析理論**の積極的導入である。この時期、ケースワークは精神医学と心理学を拠りどころとするようになった。

　その背景としては、第1次世界大戦時における戦争神経症者に対しての治療法として精神分析が導入され、ソーシャルワーカーもその治療活動に深く関与するようになったこと、戦争神経症者やその他の神経症に病んでいる兵士たちのリハビリテーションを支援する精神医学ソーシャルワーク学校が開設されたこと、さらには1919年の全米ソーシャルワーク会議で、「すべてのケースワークにとって精神医学的観点が不可欠のものである」ことが力説されたことなどが契機となり、この時期、精神分析理論に基づくケースワーク理論が熱狂的に迎え入れられた。

　また1920年代末の大恐慌が契機となって、1935年にニュー・ディール政策の一環として所得保障を中心とした**社会保障法**が成立するが、この動きが、家庭福祉協会のあり方にも大きな影響を及ぼすことになった。この公的救済の拡大により、経済的・物的救済にかかわる側面がソーシャル・ケースワークから分化し、貧困問題が公的部門・公的機関へと移行し、民間援助者の公的部門への移行も進んだ。この動きに応じて、家庭福祉協会の援助対象や援助内容も、貧困問題から生活問題へ、経済的・物質的援助から家族関係の調整へ、そして対象者も生活困窮者から一般市民へとその比重を変容させていくこととなり、家庭福祉協会という名称も、**家庭サービス協会**へと変更された。

[2] ケースワークの焦点と実践スタイルの変化

　こうした動きの中で、ケースワークは劇的にその姿を変容させた。ケースワークの焦点は、「外的環境」から「個人の内面」や「対人関係」へと移り、その理論的基盤も社会医学や社会学から、精神分析や心理学に求められるようになった。それに伴い実践のスタイルも、社会医学的スタイルから精神医学的スタイルへと傾斜し、「友愛訪問」と「社会診断」に基づいて「環境に働きかける」というスタイルから、精神分析における療法家と患者との関係に倣って、面接室の中での1対1の個人面接というスタイルをとるようになった。

［3］診断主義と機能主義

　この精神分析に依拠した時代のケースワークには、2つの流れが生まれた。1つは**フロイト**の理論を拠りどころとした**診断派**、もう1つはフロイトと袂を分かった**ランク**の理論を拠りどころとした**機能派**である。この両派は、自我の捉え方の異なるそれぞれの理論に依拠したため、その考え方の違いから鋭く対立した。

　診断派は、適切な診断こそが有効な支援を可能にするという立場で、主にフロイトの理論を拠りどころとした。クライエントの生活状況や過去からの生育歴を分析の中心に据え、クライエントの**パーソナリティ構造**の明確化と現在の生活状況の中での**自我**の働きを解明し、そこから自我の強化とパーソナリティの社会環境への適応力を高めようとした。また診断派はフロイト理論に依拠したことから、援助関係にみられる顕在的・意識的関係だけではなく、潜在的・感情的**転移**現象や**逆転移**現象などにも着目した。

　他方、機能派は、人間のパーソナリティにおける自我の自発的・創造的総合力を強調して、援助者中心というよりも**クライエント中心**の援助関係を重視した。援助者が属する機関の機能をクライエントに自由に活用させることから、クライエントの自我の自己展開を側面から援助することが援助者の課題であるとした。

　この両派の対立はさまざまな問題を浮き彫りにした。援助の目的は何か、自我は治療の対象か、それとも適切な場さえあれば自ら発展していく主体か、援助過程において援助者が主体なのか、それともクライエントが主体なのか、感情の問題をどう扱えばよいのか、クライエントに対するワーカーの基本的態度はいかにあるべきか、ワーカーと機関との関係は、などである。

　この両派の違いと問題提起は、援助関係全体の見直しの契機となり、ある意味でケースワークを深化させた。しかし過度に精神的・対人的側面や、パーソナリティ要因だけに目を向け過ぎてしまったため、かえってケースワークの機能を限定化してしまったともいえよう。

［4］方法・技法の分化

　この時代は、ケースワークのみならず、グループワークやコミュニティ・オーガニゼーションなどの各方法・技法が分化した時代でもあった。

　グループワークの技法に関しては、**メイヨー**らの**ホーソン実験**における「**インフォーマル・グループ**」の発見以降、小集団内の力動関係に目が向けられ、1940年代になると精神科やリハビリテーション部門において、治療的グループワークが展開されるようになった。また、コミュニティ・

フロイト
Freud, Sigmund
1856〜1939
精神科医。精神分析の創始者。

ランク
Rank, Otto
1884〜1939
フロイトの弟子であったが後に袂を分かつ。意志心理学を提唱。

グループワーク
group work

メイヨー
Mayo, George Elton
1880〜1949
ホーソン実験（1927〜1932）においてインフォーマル・グループを発見。

コミュニティ・オーガニゼーション
community organization

オーガニゼーションの技法に関しては、ニュー・ディール政策の一環としての「社会保障法」の成立以降、ワーカーの公的機関への採用・配置、ならびにそこでの調査・計画・立案への関与から、その方法・技術の確立期へと入っていった。

C. アメリカにおけるソーシャルワークの発展期

[1] 統合化へ向けての動き（1950〜1960）

　1950年代になると、精神分析や心理学に過度に依拠した診断派と機能派への批判が展開された。

　パールマンは、1952年に「ケースワークに〈ソーシャル〉を取り戻せ」と語り、**マイルズ**も1954年に「リッチモンドに帰れ」と主張した。パールマンは基本的には診断派の立場に立ちつつも「**個人を取り巻く状況**」に関心をもち、機能派の理論を積極的に取り入れて、援助活動の構成要素（**4つのP**）を明確化して、〈人−問題〉状況に対する問題解決アプローチを提唱した。

　また機能派の**アプテカー**は**力動論**的立場から、ケースワークとカウンセリングと心理療法の違いを明確にして、ケースワークの位置づけとその機能の見直しを図り、「個人の社会生活のトータルな発展」という観点から、各援助段階における援助者の役割の明確化を図った。

　こうした「個人を取り巻く状況」「個人の社会生活のトータルな発展」という視点は、個人の内面的な力動関係に焦点を注いでいたアプローチからの脱却を目指したものであり、「家族の力動関係のなかにある個人」、さらには「社会の力動関係のなかにある個人や家族」へとその視点を拡大化させ、ケースワークに〈ソーシャル〉を取り戻し、より全体的な視点の回復を図ろうとした動きの現れだと言えよう。

　また各技法、各分野が細分化されるようになって以降、技法ごと、分野ごとに各専門職団体が設立され、それぞれが個別の発展を遂げていたが、「多問題家族への関心」が、実践レベルにおいて、各技法の統合化や各分野の統合化の必要性を提起する動きへとつながった。

　そして1955年には、これらの各種団体を統合化して**全米ソーシャルワーカー協会**が設立され、各理論の体系化へ向けての取組みや、ソーシャルワークの共通基盤に対する問い、さらにはソーシャルワーク実践を行う上で共通して要求される専門的職業倫理などの検討が行われた。

　専門的職業倫理に関しては、1960年に「**全米ソーシャルワーカー協会倫理綱領**」が策定された。またバイステックの「ケースワークの援助の原

パールマン
Perlman, Helen Harris
1905〜1994

マイルズ
Miles, Arthur P.
精神分析や心理学に過度に依拠した診断派と機能派の両派に対して厳しい批判を展開。

4つのP
Person、Problem、Place、Process

アプテカー
Aptekar, Herbert H.
機能主義の立場に立ちつつも、診断主義の理論を積極的に取り入れた人物。

バイステック
Biestek, Felix Paul
1912〜1994

則」が公表されたのもこの時期である。

　この一連の動きは、ケースワークに〈ソーシャル〉を取り戻そうとする
動きであると同時に、特殊化された専門技術や専門分野に閉ざされがちで
あったワーカー自身が、自らの内に〈ソーシャル〉を取り戻そうとする動
き（クライエントや社会に対する専門家としての倫理と責任を問う動き、
専門家としての社会性を問う動き）であったとも語れよう。

［2］批判期（1960〜1970）

　1964年、下院教育労働委員会において、アメリカ国民の5人に1人は
貧しい生活を強いられているという報告がなされた。その属性別貧困率を
見ると、非白人、低学歴、女性、都市居住者、高齢者、単身世帯の貧困率
が高く、これらの属性をあわせ持っている人たちの貧困率が極めて高いこ
とが示された。貧困はある一部の属性をあわせ持っている人に集中し、多
くの人には見えにくいものとなっていたのである。この報告を通じて、貧
困問題の再発見がなされた。

　だが、この「再発見された貧困問題」に対するケースワーカーたちの反
応はいたって鈍いものであり、消極的なものであった。統合化へ向けての
動きはみられていたものの、分断化された専門分野、分断化された専門的
技法の内部に留まり、もっぱら面接室の中で、個人の内面や家族関係の調
整に焦点を当てていたケースワークにとって、この問題はあまりにも大き
すぎたのかもしれない。この貧困問題を忘れたケースワーカーたちに対し
て、内外から厳しい批判が寄せられ、批判はその存在意義をも問うもので
あった。パールマンはこうした事態に対し、「ケースワークは死んだ」「ケー
スワークは小さくなった」という一連の論文を発表し、ケースワークの
自己批判を展開した。

　ここには権利擁護の問題を含め、具体的な生活問題の改善という大きな
社会的な問題・課題が存在していた。この問題に力を発揮したのは、専門
職としてのワーカーよりも、ボランティアや一般住民、一部のコミュニ
ティワーカーたちであった。彼らは連邦政府のサポートを得つつ、住民参加
に基づく地域活動計画の立案化や具体的な資源の開発と提供、地域住民や
ボランティアによるサポート活動の展開、グループワークを活用しての弁
護士による権利擁護などの活動を展開した。また当事者自身による**セル
フ・ヘルプ・グループ**やセルフ・アドボカシー組織なども形成され、当事
者自身による援助過程への主体的参加と**当事者自身の自己決定**を尊重した
援助過程の展開などの必要性も明確化された。

セルフ・ヘルプ・グループ
self help group

セルフ・アドボカシー
self advocacy

当事者自身の自己決定
client self-determination

［3］再編期（1970〜現代）

　「再発見された貧困問題」への対応に関しての厳しい批判に応えるべく、ソーシャルワークの再構築に向けての動きが活発になった。それらの動きはソーシャルワークの理論と実践に全体性と包括性を求めようとするものであり、次のような方向性を持っていた。

　従来のケースワークに欠如していた機能あるいは潜在的であった機能を強化する方向性、すなわち従来の治療的機能や側面的援助機能に、調停機能や仲介機能、代弁機能や資源動員機能などを加えて問題解決機能を一層充実したものに変えていこうとする方向性、また隣接諸科学の知見を積極的に導入することでソーシャルワークの基盤となる理論の強化を図り、そこから全体的な視点の提示と新たな援助技術のモデルの構築を図ろうとする方向性、さらには専門分化した諸技術の統合化へ向けて、ソーシャルワーク実践を援助の提供者からの視点ではなく、当の問題を抱える利用者の視点から見直していくという方向性、すなわち**ソーシャルワーク・メソッド**から**ソーシャルワーク・プラクティス**へというソーシャルワーク実践を通じての各種方法の統合化へ向けての動きなどが登場してきた。

　理論レベルでは 1970 年代はじめに、「生活」という視点の確保と多様化したサービス供給システムの統合化という観点から、**一般システム論**や**社会システム論**の導入が図られた。それらのシステム論は、確かに社会生活上の諸問題を全体的・包括的に理解する視点を提供した。だが、個人と家族と社会との関係を機能調和的なシステムとして扱う傾向が強かったため、力動的な諸関係の中で生じた〈問題〉を機能不全の問題として捉え、援助に関しても「機能の回復」や「社会への適応の問題」として扱う傾向を強く持っていた。つまり、「個々人の福祉の実現」という視点が欠如していたのである。

　その後この均衡論的な一般システム論の欠点を補うアプローチとして、生成論的システム論としての**生態学的アプローチ**が登場した。このアプローチは、「**生活モデル**」とも呼ばれ、個人と社会の交互作用の全体を「空間的」（**ハートマンのエコマップ**など）に把握し、**生活の質**の改善という目的に向けて各種技法を「時間的」局面の中に位置づけ、「個人の生活技能の修得」と「社会的支援の開発・提供」という「二重に焦点づけられた介入」を展開しようとするアプローチである。1980 年代以降、この生態学的アプローチは実践領域で広範囲に活用されるようになった。

　また 1970 年代半ば以降は、新連邦主義に基づく地方分権の動きや、対人福祉サービスの所得保障からの分離という動きを受けて、「地域」社会への関心が高まり、地域を基盤とする対人福祉サービスが進展した。そこ

ソーシャルワーク・メソッド
social work method

ソーシャルワーク・プラクティス
social work practice

ハートマン
Hartman, Ann
「ハルトマン」とも記される。1975 年にエコマップを考案する。

エコマップ
eco-map
ソーシャルワークにおける主要なアセスメントツールの１つ。

生活の質
QOL: Quality Of Life

では公的諸機関の連携のみならず、当事者団体やセルフ・ヘルプ・グループ、ボランティア組織や市民団体などを結びつける**ソーシャル・サポート・ネットワーク**の形成や、個人にそれらのサポート・ネットワークを適切に結びつける**ケースマネジメント**の手法なども重要視されるようになった。また専門職・準専門職・非専門職の違いは何かという問いも提起され、専門職や専門性への問いが大きな課題となった。

またこの時期、保険適用範囲の拡大化などを受け、臨床ソーシャルワーカーの個人開業やグループ開業が進展した。この動きの中で、臨床ソーシャルワーカーは民間保険会社や**マネジドケア組織**との結びつきを強めるが、次第に「実践の評価」という問題と結びつくようになり、ソーシャルワーク実践の「効果」に関心が集まりだした。また臨床ソーシャルワーカーの個人開業やグループ開業は、隣接する専門職との異職種間連携を強めることになったが、その連携の中で、ソーシャルワークの独自性や固有な視点が再度問い直されるようになった。

ケースマネジメント
利用者の必要とするケアを調整し、利用者にとって最適なサービスを効果的に提供するための技法。

マネジドケア組織
医療費抑制を目的として設立されたアメリカの会員制保険医療組織。加入した組織の推奨するネットワークの中で医療サービスや保険などが提供される。

D. 日本におけるソーシャルワークの展開

[1] 戦前のソーシャルワークの展開

日本におけるソーシャルワークの発展は、アメリカからの影響が大きい。日本で初めてケースワークの理論が紹介されたのは、リッチモンドがケースワークの理論の体系化を行った大正中期（1910年代）のことであり、主に児童領域や医療領域でその導入が図られた。

児童領域では1915（大正4）年に日本児童学会による**児童教養相談所**、1919（大正8）年には**大阪市児童相談所**などが開設され、児童に関する相談・診断・検査などを行う相談機関が開設された。また現在の民生委員の前身である**方面委員**活動と関連づけて、1920（大正9）年には教護や保護を要する児童の個別的保護と調査を行う**東京府児童保護委員制度**などが始まった。医療領域においては1926（昭和元）年に芝済生会病院に済生社会部が、1929（昭和4）年には聖路加国際病院に社会事業部が発足し、医療機関への**医療ソーシャルワーカー**の配置が始まった。また理論面では、リッチモンドのケースワーク論が主流で、「診断」「調査」に重点を置いた実践が展開されていた。

[2] 戦後のソーシャルワークの展開

戦後は**GHQ**の指導の下に、新たな福祉政策の展開の一環としてソーシャルワークが導入された。アメリカのソーシャルワーク実践が民間の活動

GHQ: General Head-Quarters
連合国軍最高司令官総司令部

から育まれてきたこととは対照的に、日本の場合は、上からの指導の下、公的部門を中心にその導入が図られた。そのためケースワーカーやケースワークというと、福祉事務所で公的扶助を担当する現業の社会福祉主事やその仕事を指し示す言葉であるかのようにも受け取られてきた。

　戦後アメリカから導入されたケースワーク理論は、主に精神分析や心理学の理論に依拠したものが主流であったため、とりわけ公的扶助問題に関連して、ケースワークに対して社会科学的立場からの厳しい批判が展開された。当時の「技術方法論」と「制度政策論」との激しい対立の構図は**「社会福祉本質論争」**といわれ、「過度に心理主義化した技術方法論」と「過度に社会科学化した制度政策論」との対立であり、換言すれば、「キリスト教的立場」と「マルクス主義的立場」との対立であった。

　高度経済成長期になると、日本の社会福祉は「**福祉三法体制**」から「**福祉六法体制**」となり、社会福祉の拡充期へと入っていく。社会福祉の対象もそれまでの「生活困窮者」のみならず、いわゆる「社会的弱者」へと広がり、社会福祉の概念も社会的弱者に対する「制度的措置」を意味する制度概念として明確化された。

　日本の社会福祉は、選別主義的に、対象者別、分野別に制度を構築してきたために、制度間の谷間のニーズはこぼれ落ち易く、利用者ニーズを中心に据えたソーシャルワークの展開を行いにくい状況にあった。また社会福祉が社会的弱者への措置制度として展開されたため、その実践もいわば上から下へのお恵み的な性格を持っていた。1970年代に入ると、ソーシャルワークの書籍が日本においても本格的に出版されるようになるが、まだアメリカのソーシャルワーク論の翻訳・紹介が中心であり、理論面でも、分野別、方法別のソーシャルワーク論が主流であった。

[3] 地域を基盤としたソーシャルワークの展開

　1980年代に入ると、**国際障害者年**を契機にノーマライゼーションの理念の普及が進み、障害者領域においては**脱施設化**の動きが模索されるとともに、**地域福祉の展開**の方向性が明確になった。そして1990年代に入ると、少子・高齢化の進展に伴い、子ども領域や高齢者領域においても、少子高齢社会対応型の福祉システム、すなわち**地域ケアシステム**の構築や**地域子育て支援システム**の構築が目指され始めた。

　そうした中、ソーシャルワーク実践においても、地域を基盤とした実践の構築が必要となり、**コミュニティワークやソーシャルワーク・リサーチ**の技法、**ケアマネジメント**の技法、さらには**一般システム論**や**生態学的システム論、ソーシャル・サポート・ネットワーク論**などの導入が図られる

ケアマネジメント
ケースマネジメントとほぼ同義。

ソーシャル・サポート・ネットワーク
social support network

ようになった。

1987（昭和62）年には**社会福祉士・介護福祉士**の国家資格が制定され、1997（平成9）年には**精神保健福祉士**の国家資格も成立した。住み慣れた地域の中で利用者が1人の市民として生活していくことを支援する人的資源の養成も進み、2000（平成12）年からは要介護高齢者を地域において社会的に支えていく**介護保険制度**も実施された。

また**社会福祉基礎構造改革**においては、援助者と利用者との対等な関係の確立や、社会福祉における権利擁護と相談支援体制の総合性の確保が強く求められ、2005（平成17）年の介護保険制度の改正では、地域包括支援の方向性が強く打ち出された。そして新たに創設された**地域包括支援センター**には、保健師、主任ケアマネジャーとともに、社会福祉士が配置された。

そして2015（平成27）年の介護保険制度の改正では、医療・介護・予防・住まい・生活支援が包括的に確保される**地域包括ケアシステム**の構築が目指され、総合的・包括的な援助、多職種連携のチームアプローチ、多機関による包括的支援体制の構築等が進められている。

また教育領域においても、いじめ、暴力行為、不登校問題や子どもの貧困問題等の拡大に対応するため、教育と福祉の両面に関して専門的な知識・技術を有する**スクールソーシャルワーカー**の配置が進められている。

日本のソーシャルワークには、こうした地域福祉の主流化と利用者の主体化の流れの中で、総合的・包括的な援助を展開できる質の高いソーシャルワーク実践とその理論化が求められている。

3. 医学モデルと生活モデル

「障害の○○モデル」という概念は、「障害をどのような視点から見て、どのような支援を展開していくのか」等を学術的に論述するための概念である。ここでは「医学モデル」と「生活モデル」を取り上げ、歴史的な形成と展開、その視点と支援の展開の仕方の違い等を押さえることにする。

A. 医学モデル

「医学モデル」は、個人を対象とし、個人に対しての「診断」「治療」

「回復」に重点を置いて、専門職がその援助の展開を図るとする援助モデルである。疾病あるいは疾患の諸側面に焦点を当てて診断を下し、治療を行うとするのが典型的な医学モデルである。

　医学モデルは、ソーシャルワークの確立期におけるソーシャルワークの科学化の必要性から、医学（社会医学）を模範にして、生活問題を社会診断によって措定し、社会治療を実施するという流れの中からつくられた。この社会診断－社会治療という援助のパターンは、特に危機介入アプローチや問題解決アプローチ等に多大な影響を与えることとなった。

　医学モデルの特徴はどんなところにあるのだろうか。

　まず、第1の特徴は、問題を抱えている対象者を明確に措定し、援助を展開するという点にある。医療の領域において、患者の疾病を特定できない限りは、治療を進めることができないように、生活問題を抱えている当該の人物にターゲットを絞って、援助活動が進められる。

　第2の特徴は、問題の原因を突き止めることを重要な課題にしているという点である。現在生じている生活上の困難には、それを引き起こす原因が必ず存在するはずであると考える。対象となる人の疾病がその原因とされる場合もあれば、人格上の問題、その人を取り巻く環境上の問題が原因とされる場合もある。

　第3には、問題の原因を突き止め、それを治療・除去すれば、問題は解決するといった比較的単純な対症療法的・適応主義的な発想が存在している。

　第4には、問題を抱えている個人に焦点を絞るといった、個体主義的発想がその基底に存在している。コミュニティの問題や家族の問題にアプローチする場合も、それらを構成する個人に焦点を絞って問題解決を図ろうとする傾向が見られる。

　第5には、射程とする対象の分別化とアプローチの専門分化という点が挙げられる。たとえば、多問題家族への対応といった場合にも、家族メンバーの関係性はそれほど問題とされず、個々のメンバー対してそれぞれの対応を考えるといった形になる傾向が見られたりする、といった特徴がある。

　このように「どういう視点から見て、どう問題にかかわり支援を展開するのか」という点に関する医学モデルの特徴は、問題把握にかかわる対象者別、特定原因別といった個体主義的な発想に基づく問題把握の仕方、援助に関する領域別、専門分野別、専門職別といった援助の展開と適応主義的（対処療法的）な援助の展開といったところにある。

　医学モデルから見た「障害者」とは、「障害を持っている人」「障害を持

っている個人」のことであり、「目が見えない」とか「足が不自由である」とか等々、その人の身体的、知的、精神的特徴が「障害」であると考えられている。こうした意味での障害とは、個々人のある種の「能力の欠如」が問題とされ、その能力の欠如が生き難さの原因であり、その欠如した能力の回復が治療であると捉えられる。

　また、医学モデルにおける障害者とは、援助の対象であり、治療すべき「機能障害」や個人の行動を規制する「能力障害」があるため、職能の欠如や心理的不適応を抱えている「援助を必要としている対象者」であるとみなされる。そして問題の所在は、障害者個人の中に存在し、その問題の解決のために医師、理学療法士、作業療法士、カウンセラーやソーシャルワーカー等が個別分野別に介入的援助を展開するという援助者中心の治療、問題解決モデルであるといえる。それゆえ、そこにおいて望まれる結果は、身体的欠損の修復、ADL の最大化、心理的適応、社会的適応ということになるといえるだろう。

　当事者が抱えている家族関係や社会関係、社会的制度や社会的価値にかかわる課題、そしてそれらの社会改良へ向けての働きかけといった支援の展開は、こうしたアプローチにおいては希薄になりがちであるといえよう。

B. 生活モデル

　歴史的には 1970 年代頃から、こうした障害の「医学モデル」に対して、さまざまな疑問が突き付けられるようになった。

　その 1 つは、**自立生活運動（IL 運動）** からの異議申立てである。1970 年代から始まった自立生活運動は、医療や福祉の高度化という動きの中から形成された「専門家支配の構造（専門家中心主義）」や「**パターナリズム的な関係性**」に対しての、患者や障害者の側からの異議申立てであり、「患者や障害者の主体化」「当事者主体の自立生活」の実現を目指した活動であった。この時代の障害者領域においては、専門家が「障害」を定義し、専門家が健常者に近づくための治療方針やリハビリの方針を立て、専門家が適切であると考える生活を障害者に強いるというあり方が形成されていた。

　こうした専門家支配の構造に対して、障害者たちは異議を唱え、障害者自らが、仲間とともに地域での自立生活を築き上げるという運動を展開し始めた。障害者は生活主体であり、どのような生活を作り上げるかの最終決定は、あくまでも障害者本人の自己決定であること、問題の所在は、社会生活を営む上での生活のしづらさであり、こうした「個人」と「社会」

自立生活運動（IL 運動）
Independent Living Movement
障害者に自己決定権や自己選択権を与えてこなかった専門家と障害者との関係性に異議を唱え、IL プログラムやピアカウンセリングといった手法（自らが福祉サービスの受け手から提供者になること等）の開発を通じて、自己の尊厳の回復を達成しようとした運動。

パターナリズム
paternalism
通常は温情主義、父権主義と訳される。父－子関係において、親が子どものためによかれと思ってすること。強い立場にある者が、弱い立場にある者の利益になるとして、本人の意志は問わずに介入的支援を行うこと。

との関係の中に存在する「生きづらさ」という課題の解決に向けて、ともに歩んでくれるような仲間や支援活動を求めたのである。

　こうした自立生活運動を通じて、障害者は単なる福祉サービスの受け手（対象者）から、サービスの担い手（サービス提供主体）ともなり、ピアカウンセリングや自立生活体験プログラム、ピアサポートやセルフ・ヘルプ・グループの活動、セルフ・アドボカシーなどの手法も、当事者と支援者の協働の中から創り上げてきたのである。障害者の地域での自立生活を可能にするような社会的基盤づくりの運動、それを仲間や支援者、ボランティアや地域住民とともに築き上げていくという動きが展開され始めてきたのである。

　「2. ソーシャルワークの展開」でも見たように、この時代の援助を展開している専門家の間でも、ソーシャルワーク実践を援助の提供者からの視点ではなく、当の問題を抱える利用者の視点から見直していくという方向性、すなわちソーシャルワーク・メソッドからソーシャルワーク・プラクティスへというソーシャルワーク実践を通じての各種方法の統合化へ向けての動きなどが登場してきた。また、理論レベルでも、1970 年代から「生活」という視点の確保と多様化したサービス供給システムの統合化という観点から、一般システム論や社会システム論の導入が図られ、その後こうした均衡論的な一般システム論の欠点を補うアプローチとして、生成論的システム論としての生態学的アプローチなども登場してきた。

　これらのアプローチは、「生活モデル」とも呼ばれ、個人と社会の交互作用の全体を把握し、生活の質の改善という目的に向けて各種技法を統合化し、「個人の生活技能の修得」と「社会的支援の開発・提供」という「二重に焦点づけられた介入」を展開するアプローチとして理論化され、1980 年代以降、この「生活モデル」を前提とした実践が、広範囲に展開されるようになってきたのである。

　このように、ソーシャルワークの理論と実践においても、「医学モデル」から「生活モデル」への転換が進み、日本における障害者の定義にも、この動きが反映されるようになった。2011（平成 23）年に施行された改正障害者基本法では、「障害者」とは「障害及び社会的障壁により、継続的に日常生活または社会生活に相当な制限を受ける状態にあるもの」と定義されることとなり、個人の特性と社会的障壁により、日常生活や社会生活上の不自由さを継続的に強いられている者が障害者であると定義されたのである。

　「足が不自由であること」が障害なのではなく、「足が不自由であるために1人で旅行に行けないこと」とか、「そのために職を得られず、経済的

に苦しい生活を強いられていること」等が障害であると定義されたのである。

　このように「生活モデル」に基づき、個人と社会との関係の中に存在する「生きづらさ」、そうした生活上の課題に対して「個人の生活技能の修得」と「社会的支援の開発・提供」という「二重に焦点づけられた介入的支援」と、その基盤づくりに向け当事者とともに伴走する「伴走的支援」が求められ、展開されるようになってきたのである。

引用参考文献

- ●ヤングハズバンド, E. 著／一番ヶ瀬康子・窪田暁子訳『社会福祉と社会変化』ヤングハズバンド 2, 誠信書房, 1979.
- ●一番ヶ瀬康子・高島進編『講座社会福祉 2　社会福祉の歴史』有斐閣, 1981.
- ●太田義弘・佐藤豊編『ソーシャル・ワーク──過程とその展開』海声社, 1989, p.83.
- ●小松源助『ソーシャルワーク理論の歴史と展開──先駆者に辿るその発達史』川島書店, 1993.
- ●仲村優一『ケースワーク』社会福祉事業シリーズ, 誠信書房, 1975.
- ●吉田久一・高島進『社会事業の歴史』社会福祉事業シリーズ, 誠信書房, 1964.
- ●足立叡・佐藤俊一・平岡蕃編『ソーシャル・ケースワーク──対人援助の臨床福祉学』中央法規出版, 1996.
- ●宮本義信『アメリカの対人援助専門職──ソーシャルワーカーと関連職種の日米比較』Minerva 福祉専門職セミナー 13, ミネルヴァ書房, 2004.

▐ 理解を深めるための参考文献

- ●ヤングハズバンド, E. 著／一番ヶ瀬康子・窪田暁子訳『社会福祉と社会変化』ヤングハズバンド 2, 誠信書房, 1979.
  イギリスのソーシャルワーク実践の歴史を、史実をもとに丁寧に解説している。
- ●小松源助『ソーシャルワーク理論の歴史と展開──先駆者に辿るその発達史』川島書店, 1993.
  ソーシャルワーク実践理論の生成や発展に関して、その背景と要因を明確にしながら跡付け、多くの先駆者たちの苦闘を描き出している。
- ●宮本義信『アメリカの対人援助専門職──ソーシャルワーカーと関連職種の日米比較』Minerva 福祉専門職セミナー 13, ミネルヴァ書房, 2004.
  現在のアメリカのソーシャルワーク実践をその歴史とともに明確化している。
- ●久保紘章・副田あけみ『ソーシャルワークの実践モデル──心理社会的アプローチからナラティブまで』川島書店, 2005.
  ソーシャルワークの実践モデルの歴史的変遷を取り上げ、心理社会的アプローチからナラティブ・アプローチまでの実践モデルを 4 つの時期に分けて概観している。

貧困の社会的責任とソーシャルワークの先駆的活動

ソーシャルワークの先駆的活動は、「**新救貧法**」に基づく公的救済活動に対してさまざまなアンチテーゼを提起してきたといわれる。当時の救貧事業は、仕事の有無と労働力の有無という基準から対象者を選別し、労働力はあるのだが仕事のない「**価値ある貧民**」に対しては、ワーク・ハウスを設けて労役を与え、病気・老齢などにより労働力をもたない「**価値なき貧民**」に対しては、**救貧院**において混合一括収容管理を行い、未だ働くことのできない身寄りのない「**寄る辺なき児童**」に対しては、9歳までは救貧院において保護し、その後は徒弟奉公先を斡旋するという処遇を行っていた。しかもそれらの人びとに対しては、一般の労働者よりもその生活水準を下層に抑えるという「劣等処遇の原則」と、個人の恥の感覚に訴えることからその状況の打破を図らせるという「懲罰的処遇の原則」を貫いていた。当時の自由主義経済、自由競争のもと、「貧困の個人責任」という前提の上に救貧制度は築かれていた。

それに対してソーシャルワークの先駆的な活動は、対象者のもとへと赴き、対象者の現実や対象者の生活世界に積極的に入り込むという活動を展開し、対象者や対象者の生活世界の側から、現行の制度や社会のあり方を見直すという動きをとっていた。その活動の中から、同じ貧困状態に陥るにしてもさまざまな原因があること、貧困は個人の責任というよりも、社会の側の責任が相当比重を占めていること、同じ貧困状態とはいえ、求めていることが個々人によって相当異なっていることなどに気づいていった。そうした気づきの中から、貧困の社会的責任、院外保護への移行、分類保護の原則、対象者の回復的処遇の原則などの原則が打ち立てられていくとともに、人びとの生活世界や環境への関心が育まれていった。そしてそのような視点が、**ブース**や**ラウントリー**の「貧困原因調査」に代表されるような環境調査を生み出し、「貧困の社会的責任」が明らかにされるとともに、国家責任としての環境整備問題が浮き彫りになっていったのである。

価値ある貧民
able-bodied poor

価値なき貧民
impotent poor

寄る辺なき児童
dependent children

ブース
Booth, Charles James
1840〜1916
『ロンドン市民の生活と労働』(1891-1903) を著す。ロンドン市における労働者の3分の1が貧困状態にあることを明らかにする。

ラウントリー
Rowntree, Benjamin Seebohm
1871〜1954
『貧困研究』(1901) を著す。ヨーク市の労働者家族の貧困の実態を明らかにする。

第8章 ソーシャルワークの価値

本章では、支援という行為がなぜ存在するのか、なぜ成り立つのか、そのきっかけとなる価値前提について考える。また、ソーシャルワークにかかわる価値の基盤である「ヒューマニズム」について理解し、その思想が実際の支援において、どのように活かされているのか、どのように具現化されているのかを確認する。

1

ブトゥリムは、ソーシャルワークの価値前提として、「人間尊重」「人間の社会性」「変化の可能性」の3つを挙げている。それぞれの価値前提を理解し、ソーシャルワーカーの基本的な態度との関係について考える。

2

ソーシャルワークの価値（根本的価値、中心的価値、手段的価値）を支える「ヒューマニズム」の思想について理解し、その展開について考える。

3

ソーシャルワークの価値を展開しようとするとき、ソーシャルワーカーとして具体的かつ実際的に行動すべきことは何か。倫理、理念、原理、原則などとの関係を踏まえて考える。

1. ソーシャルワークの価値前提

A. 価値とは

　ソーシャルワークの専門領域は流動的であり、その時代の社会構造によって、あるいは時代の要請によって変化するものである。しかし、一方で普遍的な部分も存在する。それはソーシャルワークの**アイデンティティ**であり、**価値**である。一般的にアイデンティティは自己同一性と訳され、自己が環境や時間の変化にかかわらず、連続する同一のものであることとされる。一方、価値とは真・善・美に代表される個人や社会から常に承認されるべき絶対性をもった性質であり、何が価値あるものと認められるのかに対する一定の信念である。したがって、ソーシャルワークの価値といった場合、「ソーシャルワークの文脈の中で、何を価値あるものとみなすかについての一定の信念を指す」[1]。今日のソーシャルワークにかかわる価値は、おおむね、①ソーシャルワークの存在を根拠づける「**根本的価値**」、②ソーシャルワーク実践の方向性を指し示す「**中心的価値**」、③ソーシャルワーク実践における行動原則を導く「**手段的価値**」、に整理できる。

　さて、**ブトゥリム**は、人間の本質に内在する普遍的価値から引き出されるソーシャルワークの価値前提として、「人間尊重」「人間の社会性」「変化の可能性」の３つを挙げている。以下、確認しよう。

B. 人間尊重

　まず、**人間尊重**とは、「人間の持って生まれた価値によるもので、その人が実際に何ができるかとか、どのような行動をするかということとは関係がない」[2]ものである。これは、カント派の哲学を基盤とし、人間が尊重に値するのは、人間が潜在的に道徳的な存在であって、ただ人間であるという事実に基づく考え方である。また、人間尊重という価値は、そこから他のすべての価値が引き出されるといった、中心的な道徳的価値であるといえる。

　ソーシャルワークの原則における基本的な視点である「**個別化**」や「**受容**」が示すように、クライエントを他の誰でもない唯一無二の存在、かけがえのない存在として理解し、ありのままの姿を真正面から受けとめてい

根本的価値
個人の尊重、自由、平等、社会正義など。

中心的価値
健康で文化的な生活、自己実現、QOL、エンパワメント、社会的包摂、自立、ノーマライゼーションなど。

手段的価値
自己決定、プライバシー、多様性など。

ブトゥリム
Butrym, Zofia T.
1976年に著した『ソーシャルワークとは何か』において、ソーシャルワークのアイデンティティや実践モデル、価値などについて論じている。

こうとする姿勢は、まさに人間尊重に依拠するものであり、ソーシャルワークの思想的基盤といっても過言ではない。

C. 人間の社会性

　次に、**人間の社会性**とは、「人間はそれぞれに独自性をもった生きものであるが、その独自性を貫徹するのに、他者に依存する存在である」[2]ということを意味する。人間は他者とのかかわりを基盤とした社会的存在である。人間は誰しも、他者との交流を図り、ときに誰かに支えられたり、ときに誰かの支えになったりしながら生きている。つまり、他者とのかかわりなくしては、われわれは存在しないのである。

　では、ソーシャルワークの場面ではどうであろうか。さまざまな場面で「**自立**」という言葉を耳にする。確かに自立は、支援の中心的な理念として重要である。しかし、その自立が、ソーシャルワーカーの一方的な理念として支援に持ち込まれることは避けなければならない。自立を目指す支援は、クライエントにとって少なからず緊張や苦痛を伴うものである。したがって、自立＝自力という観念に縛られず、クライエントの緊張や苦痛に配慮しながら、柔軟に対応することが求められる。前にも触れたように、われわれは状況に応じて他者に頼る存在である。そのことを考えれば、何らかの困難を抱えるクライエントにとって、つらいときに頼ることのできるソーシャルワーカーが身近にいるという安心感を与えることも、自立を促すうえで大切なことである。

　また、ケースワークの原則から言葉を借りれば、「**クライエントの自己決定**」による自立が重要性を帯びてくる。クライエント自らの考えに基づく自立でなければ、これもまた苦痛になりかねない。クライエント自身が自分の置かれている状況を理解し、積極的かつ主体的に問題の解決に取り組んでいくためには、この自己決定の原則も不可欠である。ただし、状況によってはクライエントの意思決定について全面的に本人に任せるのではなく、彼らの立場に近づき、ともに迷い、ともに考え、ソーシャルワーカーがその傍らにおいて意思決定のプロセスを支えることも考えられる。

　いずれにしても、人間の社会性とは、自立と依存の双方を包含した価値前提であり、ソーシャルワークの場面では両者を対峙するものではなく、補完し合うものとして捉え機能させていくことが望まれるのである。

D. 変化の可能性

　さらに、**変化の可能性**は、「人間の変化、成長および向上の可能性に対する信念から生じている」[2]ものである。人間は社会的存在であるとともに、時間的存在でもあり、時間の経過とともに変化する。ここでいう変化は、生物学的なものではなく、人格的な変化（成長）と捉えたほうが的確である。困難に直面するクライエントが、苦しみながらも成長し乗り越えていくことへの理解があるからこそ、ソーシャルワーカーは懸命に働きかけるのである。

　ケースワークの原則における「**意図的な感情の表出**」も「**統制された情緒的関与**」も、支援のモデルやアプローチにおける「**ストレングス**」も「**エンパワメント**」も、そのような働きかけによってクライエントが変化・成長し、問題の解決に立ち向かっていく姿を想像できなければ、何とも味気ないうわべだけの対応となることだろう。そもそもクライエントへのソーシャルワーカーのまなざしは、「期待する」とか「希望する」といったものではなく、むしろ可能性を「信じる」というものであることからも、この価値前提の重要性をうかがい知ることができる。

　以上、「人間尊重」「人間の社会性」「変化の可能性」について確認したが、これらの存在なくしては支援という行為のきっかけさえ生まれてこないことは事実である。そういった意味においても、これらはソーシャルワークの固有の価値ではないにせよ、ソーシャルワークの前提となる価値であり、人間の普遍的価値であるといってよいだろう。

2. ソーシャルワークの価値展開

　前節では、ブトゥリムが示した3つの価値前提について、ソーシャルワークの原則とともに概観した。今日のソーシャルワークにかかわる価値は、前述の通り、「根本的価値」「中心的価値」「手段的価値」に整理することができるわけであるが、それぞれの価値の解説については別に譲り、ここではそれらを支える思想について確認したい。

　社会福祉の思想的基盤の1つに「**ヒューマニズム**」が挙げられる。ヒューマニズムとは、前節の人間尊重でも触れたが、「人格の独自性と尊厳を

ストレングス
strengths
人間が持っている身体的・心理的・社会的能力、潜在力、長所、才能などの力（強さ、強み）。

エンパワメント
empowerment
人間の持つ内的な力を湧き出させるよう支援すること。

今日のソーシャルワークにかかわる価値
➡ p.24 第2章3節参照。合わせて第4章参照。

ヒューマニズム
humanism
人間の尊重、人間の解放を目指す思想や態度。人道主義。

認め、人間を尊重する思想」(3)であり、人間の働きではなく、存在に価値をみるものである。したがって、ヒューマニズムは社会福祉の出発点、ソーシャルワークの原点と理解することができる。ソーシャルワークにかかわる価値の展開を考えるにあたり、まずは現代社会が抱える問題について触れておこう。

現代社会が抱える問題の1つに「**社会的孤立**」が挙げられる。孤立死、ひきこもり、薬物依存、ごみ屋敷など、多くの人たちが誰にも「SOS」を発信できずにさまざまな形で孤立している。**OECD**の調査によると、家族以外との付き合いがほとんどない社会的孤立の状態にある人の割合は、先進国の中で日本が最も高いという。このような社会的孤立から生じる問題は全国各地から報告されており、現代社会に暗い影を落としている。そのような状況を単に個人のものとして、あるいは一家族のものとしてではなく、社会全体の問題として真正面から受けとめ、迅速かつ確実に対応していくことが求められる。以下、ソーシャルワークにかかわる価値の実現を考えるために、現代社会のありようについて確認する。

OECD
Organization for Economic Co-operation and Development
経済協力開発機構。OECDの目的は、①世界経済の発展に貢献すること（経済成長）、②経済発展の途上にある地域の経済成長に貢献すること（開発）、③世界貿易の拡大に寄与すること（貿易）、とされる。

A. 現代社会の諸相

ソーシャルワークの原点、人を支えることの意味を探るために、関連するエピソードを3つ挙げて考えてみよう(4)。

ロンドンでの出来事。ロンドンに住む高齢の男性が亡くなった。彼は日記をつけていた。そこには「今日も誰も言葉をかけてくれなかった」と1行ずつ繰り返し記されていたという。

ニューヨークでの出来事。ある高齢の女性が病気のため入院していた。彼女は4年間の闘病生活の後、4年前に届いた3枚のはがきを抱きしめながら亡くなっていった。それを報じた新聞は、「おばあさんには4年間1枚もはがきが届かなかったに違いない」と説明を加えていたという。

横須賀での出来事。横須賀に少年院がある。毎年暮れになると、そこで生活する少年たちに10枚の年賀はがきが配られる。たいていの少年は、配られた10枚のはがきをすべて書き上げ家族や友人に送るのだが、ある1人の少年には10枚ものはがきを送る相手がいなかった。その少年はやっとの思いで7枚を書き上げ、残りの3枚は友人に渡した。あとになって少年が語ったことではあるが、「何枚の返事が戻ってくるか」という問いに対し、彼は「うまくて5枚、まずくて3枚」と答えていた。その少年院では、年賀状を送った結果、何通の年賀状が返ってくるのか、その枚数が多ければ多いほど英雄になれるそうである。元日を迎えたが1通のはがき

第8章●ソーシャルワークの価値｜2・ソーシャルワークの価値展開

も届かない。2日、3日、4日、5日と時間は過ぎていくが、とうとう返事は1通も届かなかった。少年は夜中、古釘で自らの手首を切ったという。

　さて、これらの出来事は何を訴えているのであろうか。ここに登場する人たちは「世の中にはたくさんの人がいる。しかし自分のことを考え、気にかけ、心配してくれる人は誰一人いない」と思ったのではないだろうか。

　三木清は、「孤独は山になく、街にある。一人の人間にあるのではなく、大勢の人間の『間』にあるのである。孤独は『間』にあるものとして空間の如きものである。『真空の恐怖』―それは物質のものでなくて人間のものである」[5]と述べている。ここで伝えていることは、街に出ればたくさんの人がいる。しかし、誰一人知っている人がいない。その寂しさ、孤独感は、山にいるときに感じる孤独よりもっと深い孤独であるということであろう。雑踏の中に出ていくと、多くの人とすれちがう。それを出会いと呼んでいいのかという意見もあろうが、その出会いが単なるすれちがいに終わり、群衆の中に自分が埋没し、いっそう孤独感が強まることが考えられる。つまり、孤独とは単に一人でいることを指すのではなく、大勢の人の中にあっても、あるいは他者との交流があっても、自分が誰からも「受け容れられていない」「理解されていない」と感じているといった、その主観的な状況をいうのである。

　そのような状況が現代社会の現実として存在しているのではないだろうか。言い換えれば、孤独といかに向き合うのかが1つの課題となっているのである。現代社会においては、さまざまな面でグローバル化が進み、多くの人と接する機会が増えたことは事実である。しかし、その中で自分が心を許し、心を開いて対話できる人の数はどうであろうか。かえって少なくなってはいないか。

三木清
1897 ～ 1945
哲学者。西田幾多郎や波多野精一に学び、欧州留学時にハイデッガーに師事する。著作に『パスカルに於ける人間の研究』『哲学ノート』『人生論ノート』などがある。

B. ヒューマニズムを基盤にした価値展開

　現代社会では、前に紹介したエピソードのように、老若男女を問わず孤独や孤立と向き合わざるを得ない状況が確かに存在する。その課題を克服するためには、社会福祉の制度だけではなく、**ヒューマニズムを基盤とした実践（ソーシャルワーク）**が不可欠である。以下、ソーシャルワークの価値展開に必要な視点について言及する。

[1] 他者に関心を持つこと

　唐突ではあるが、筆者は「沖縄」に強い関心を寄せている。周知の通り、沖縄という地は、太平洋戦争において地上戦が行われた場所であり、本島

（沖縄島）の南部には戦争の傷跡が数多く残されている。そこには「ガマ」と呼ばれる洞窟（鍾乳洞）が多数存在する。戦時中、多くの人たちが攻撃から逃れるためにガマに身を潜めたという。ガマの外では鉄の雨が降り、恐怖の足音が鳴り響く。ガマの中でも惨劇は起こる。そのような特有の歴史からか、沖縄には興味深い言葉がある。たとえば「ちむぐりさ」。ちむぐりさとは、「肝が苦しむ」「肝苦しい」という意味を持つ。人の苦しみを自分の痛みとして感じる心のことである。困っている人を見ると胸が痛む、だから何とかしようという心なのであろう。一方、「ちゅいしーじー」という言葉もある。これは「困っているなら私のところへおいでよ。何もいらないよ。あなたを助けることで私も救われるのだから」という心情を表す言葉である。言い換えれば、他者への支援行為に返礼（見返り）を期待せず、お互いの存在価値を認め合い、支え合う関係の中にともにあろうということになろうか。これらの言葉は、真の意味での他者に**関心**を持つというソーシャルワークの原点と考えてよいだろう。

［2］ 関心から連帯へ広げること

　ソーシャルワークを考えるにあたり、切っても切り離せないものに宗教がある。たとえばキリスト教。救済行為の科学化の源泉はキリスト教的慈善にあるとされている。その後、救済行為の科学化、科学的な救済行為が本格化され、現代の社会福祉実践技術（ソーシャルワーク）として体系化されたのである。

　聖書には「憐れみ」という言葉がしばしば登場する。この「憐れみ」や「憐れに思う」という言葉は、「かわいそうに思う」とか「同情する」といった単なる感情の動きを意味する言葉とは根本的に異なるものであり、それは「はらわたがねじ切れそうな痛みにさらされる」という意味から派生した言葉で、「いてもたってもいられない状態」「何かをせずにはいられない状態」を表すものである。まさに前述した「ちむぐりさ」にあたるのではないだろうか。

　また、聖書には「善きサマリア人のたとえ」[(6)]という話がある。簡単に紹介すれば、追いはぎに襲われて傷ついた旅人がいたが、見て見ぬふりをして通り過ぎて行く人たちがいる中、あるサマリア人は旅人を憐れに思い、近寄って手当てをし、宿屋に連れて行って介抱し、宿屋の主人に介抱するよう頼み、不足分の費用は帰りがけに支払うとして出発するといった話である。ここに人を支えることの本質が垣間見える。たとえば、**ケア**には「世話（をする）」「関心（を持つ）」「心配（をする）」「気にかける」といった意味がある。つまり、ケアするとは、他者に対して自発的に関心を持

サマリア人
聖書の中に登場する、ユダヤ人から忌み嫌われ、軽視されていた者とされる。

ち、気にかけ、その気持ちを行為によって積極的に表現することをいうのである。また、ケアに不可欠なものとして**共存原理**（連帯・連携）が挙げられる。そして、その共存する中で責任の所在を明確にしていくのである。

　もう一度、前述の話を見てみよう。ここに登場するサマリア人は、①問題を抱えた人を無条件に気にかけ（憐れに思い）、②それを行為によって表現し（手当て・介抱し）、③第三者を巻き込み（宿屋の主人に頼み）、④最後までその行為に責任を持つ（帰りがけに費用を支払う）、という一連の行動をとったのである。何か困難を抱える人を放ってはおけない心情の現れである。より踏み込んで言えば、「この人を助けたら自分がどうなるか」ではなく、「この人を助けなかったらこの人はどうなるか」と考えるのである。つまり、「こと」の中心が他者に置かれているのである。この「放っておけない」という思いこそが、人を支えることの根幹をなすものであって、ソーシャルワーカーに求められる姿勢である。1人の「放っておけない」という思いが行為となり、周囲の者を巻き込んでいく。これが「**連帯**」のはじまりである。

　ソーシャルワークの場面において、1人のクライエントの支援をすること、1人のクライエントの幸せを願うことは重要である。しかし、これからの社会福祉は、1人の持つ価値と社会的意味を訴え、周囲の者の参加を促すものでなければならない。そして、一人ひとりがともに役割を担うことが必要である。なぜならば、1人とその周囲の者とは不可分で、1人の幸せが全体の幸せを高めるからだ。この1人と周囲の者とを結びつける絆を連帯と呼ぶ。連帯とは、全体の中で一人ひとりが協同し、お互いの立場を尊重しながら、行為や結果に対して責任を負うことをいう。われわれが直接的にかかわれるのは、実際には1人のクライエントであるかもしれないが、支援そのものは常に全体を見つめながら行われるものでなければならない。1人を失うことは全体を失うことに等しい、あるいは1人の問題は全体の問題であるという視点に立ち、ミクロからメゾ、そしてマクロに渡るソーシャルワークを展望するのである。

[3] 主体的に動くこと

　他者に関心を持つことや他者を気にかけること、それを行為によって表現し、その行為の大切さを周囲に伝えていくことは難しいことであろうか。その気になれば、誰にでもできることではないか。何か問題を抱えた人の傍らを通り過ぎることは、われわれの日常性を物語る。たとえば、次のような光景はどうであろうか。

　ある駅での出来事。雑踏の中に泣きながら「ママー」と叫んでいる少年

がいる。誰の目にも迷子として映るであろう。しかし、周りの人たちはその傍らを通り過ぎていく。気にはかけているのかもしれないが、離れたところから見ているだけである。しばらくすると、1人の女性が少年に駆け寄り、彼の目の高さで話しかけた。そして2人は手をつなぎ改札のほうへと歩いて行った。

　この女性の示した**主体的な「一歩」**が重要である。多くの者は、この一歩を踏み出すことに躊躇する。そして、直接的ではないにせよ、周りの人を傷つけてしまう。目の前で繰り広げられる出来事に対して何をするのか、何ができるのかを真剣に考え、行動すべきである。頭のみを働かせるのではなく、主体的に、具体的に身体を動かすことがソーシャルワーカーに求められる態度であることは言うまでもない。できることをやってみる。そして、それ以上のこと、できないことは周りの人に頼み、任せる。そのような思いや考えが、身体を動かし、また連帯を広げるのである。

［4］ 人格的な関係を築くこと

　通り過ぎる出会いではなく、勇気を出して声をかけてみる。そこから人格と人格との交流が始まる。つまり、人と人との「ふれあい」である。

　近年、社会福祉の制度は充実しつつあり、社会の中で孤立した人たちを救うべく、さまざまな試みがなされている。しかし、制度だけでは対応しきれない部分も存在する。道に倒れている人がいれば、その人を暖かい建物に連れていく。そういったことは当然必要である。しかし、ただ建物をつくったり、ただ連れていったりするだけでは不充分であって、根本的な解決にはならない。どれほど制度が整えられたとしても、必ず制度と制度の間には隙間が生じる。言い換えれば、どれほど制度が張り巡らされたとしても、それは網の目でしかないのである。その網の目を埋めるものが**人格的な関係**を基調としたソーシャルワークである。ソーシャルワークの実践は、制度だけでは充たすことのできない個別的なニーズに応えることが可能なものであり、その活動は人格的な関係を創造する営みでもある。それにより対象となる者の生活に潤いをもたらすのである。

　いささか非科学的ではあるが、ソーシャルワークが人と人との交流を基盤にする営みである以上、たとえば孤独や孤立という問題に本当の意味で対応できるのは人間の心でしかない。つまり、ふれあいを保ちながら、ともに悩む以外に方法はないということである。当然のことながら、金銭や着る物、住む場所などは、それを制度と言ってもよいが、必要である。その制度はさらに充実させていかなければならない。しかし、その根底に人格的な交流を目指す思いや願いがなければ、福祉に「命」を与えることが

113

できないばかりか、本当の意味での「支え」にはなりえないだろう。きめ
細かな制度と人間の心とが重なり合ってはじめて適切なソーシャルワーク
が可能となる。

［5］相互性に気づくこと

　ソーシャルワークをはじめとする支援活動は、自分自身のためにあるの
ではなく、基本的には他者のためにある。しかし、その実践は積極的に人
の中に入っていき、対人関係において、他者と自己を高めるものであると
考えることもできる。言い換えれば、他者にかかわることによって自分自
身に気づくということである。支援活動から学ぶことも多いであろう。他
者から得るものも多いであろう。そのような意味において、ソーシャルワー
クには「**相互性**」が備わっているといってよい。

　周知の通り、ソーシャルワークはソーシャルワーカーがクライエントに
対して、高い場所から優越感を持って手を差し伸べるといったものではな
い。お互いが立ちならび、お互いの存在を認め合う活動である。ソーシャ
ルワークに従事するということは、基本的にはクライエントの成長のため
であると考えることができるが、その活動はソーシャルワーカーにとって
も大きな意味を持つ。つまり、クライエントの成長を通して、ソーシャル
ワーカー自身の成長が実現するということである。ここには、前述の「ち
ゅいしーじー」に通ずるものがあるのではないか。

　ソーシャルワークにしても、ケアワークにしても、「人のために」では
なく「**人とともに**」という相互性への転換が必要である。頭で理解してい
ても、日常の活動の中で、そのような思いを保ちながら実践することは容
易ではないが、ソーシャルワークの価値を実現するためには不可欠な姿勢
である。

C. ソーシャルワークの原点と価値展開

　これまで**ヒューマニズム**を軸にした支援の原点やあり方について述べて
きた。ここで強調したいのは、いかにして目の前にいる「ひとり」との人
格的な関係を形成していくのか、その点がソーシャルワークの価値の実現
に深く関係しているということである。最後に、**マイノリティ**との関係に
触れ、まとめとしたい。

　われわれは民主主義社会に身をおいている。民主主義の原則に「最大多
数の最大幸福」というものがある。しかし、一方では「人は1人以上にも
1人以下にも数えられてはならない」という原則も存在する。現代の社会

マイノリティ
minority
社会福祉におけるマイノ
リティという言葉は、
「少数派」「少数者集団」
などを意味し、国家や社
会の成員ではあるもの
の、身体的あるいは文化
的特性などによって他の
成員から差別的に区別さ
れる集団を指す。したが
って、マジョリティから
排除されている人びと、
それによって「生活のし
づらさ」を抱えている人
びとを意味する。

を見てみると、最大多数の最大幸福のみが強調され、力の大きい者が支配し、力の小さい者が服従するといった現象が起こっている。つまり、マイノリティが**マジョリティ**から軽視されるということである。あるいは無視されるということである。実はこのマイノリティとマジョリティとの関係性に大きな問題が横たわっているのである。何らかの理由によって少数の立場にあるものが、社会においてどのような権利をどのように保障されているのか、それこそが社会の質を左右するといってよい。社会は多数によって支配される場面が多くみられるが、その中にいるマイノリティの幸せが確保されない限り、全体の福祉は成立しない。「福祉の仕事は、マジョリティが優先する社会でマイノリティの『弱さ』にかかわることである」[7]。

　人はすべてそれぞれに対等だが、すべて違うということを認識し、小さな、地道な実践であるかもしれないが、「ひとり」との人格的な関係を築き上げていくところにソーシャルワークの原点がある。そのような思いを抱きながら、自らの周辺を改めて見渡すこともまた大切である。「人」や「物」、あるいは「事」に対する無関心が散見される昨今、まずは自らの日常において周囲に**関心**を持ち、**連帯**の輪を広げ、「ひとり」との**人格的な関係**を築き、その中で**相互性**への理解を深めること、**他者理解**を育み**多様性**を尊重することが必要である。そして、その上で具体的で現実的な**社会変革**を志向するのである。そのような視点を持つことによって、**ヒューマニズム**を基盤としたソーシャルワークが実践され、ソーシャルワークの価値が実現するといえるだろう。ソーシャルワークの価値は、たとえばヒューマニズムという1つの思想を拠りどころとして展開されるのである。

マジョリティ
majority
多数派、多数者のこと。
マイノリティの対義語。

注)
(1)　バンクス，S. 著／石倉康次・児島亜紀子・伊藤文人訳『ソーシャルワークの倫理と価値』法律文化社，2016，p.10.
(2)　ブトゥリム，Z. T. 著／川田誉音訳『ソーシャルワークとは何か―その本質と機能』川島書店，1986，p.59，p.61，p.63.
(3)　岡田藤太郎『社会福祉学汎論―ソーシャル・ポリシーとソーシャルワーク―』相川書房，1998，p.143.
(4)　阿部志郎『福祉の心』海声社，1987，pp.11-28. を要約した.
(5)　三木清『人生論ノート』創元社，1946，p.103.
(6)　新約聖書（ルカによる福音書第10章30-36節）。本来、このような話を正確に読み込むためには、その背景や登場人物などを明確にすべきではあるが、ここでは聖書の解説を目的としているのではないため詳しく言及することは避ける.
(7)　阿部志郎「はじめに」『福祉の哲学（改訂版）』誠信書房，2008，p. ix.

理解を深めるための参考文献

● 吉田みつ子『看護倫理─見ているものが違うから起こること』医学書院，2013.

現場に身を置く当事者としての患者、家族、看護師の体験のリアリティを大切に、これまで明確に表現されてこなかった部分を掘り起こし、新しい看護倫理のアプローチを模索している。本書のタイトルは『看護倫理』であるが、ソーシャルワークを学ぶ者や現役のソーシャルワーカーにとっても大いに参考になる。

● 加藤博史『社会福祉の定義と価値の展開─万人の主権と多様化を活かし、格差最小の共生社会へ』ミネルヴァ書房，2013.

社会福祉においては「社会観」「人間観」「共生観」の３つが統合化されなければならないとし、その構造化を提示している。すべての人が主体的に生き、基本的人権が護られ、格差最小のエコロジカルな社会の実現に向けて協働することを念頭に書かれている。

コラム　「ヒューマニズム」とソーシャルワーカーの養成

　対人支援の専門職化が叫ばれて久しい。これまでも社会福祉の実践者や研究者の努力によって多くのソーシャルワーカーやケアワーカーが養成され、さまざまな場で活躍している。しかし、ときに目を覆いたくなるような出来事が生じるのも事実である。それも専門職の手によって。なぜそのようなことが生じるのか。専門職や専門性について論じる以前の問題が存在するのではないか。つまり、知識や技術をどのように活用するのかといった「態度と精神」のことである。時代も社会も変化する。だから社会的なニーズも複雑化・多様化されていくのであろう。その一方で社会を構成する人間の心（態度と精神）も変わっていく。「10年前には心に響いた話が、現在は話の内容にさえ関心を持たれない」などといったことを耳にする。これが意味するものは、専門職を養成する側、教育する側も時代とともに変わっていかなければならないということではないか。「どのような人材を養成するのか」「どのように教育するのか」という問いかけは、人間の心を含めた「現代社会はどうあるのか」という問いかけとほぼ同義であるといってよい。

　現代の学校教育は、多くの指摘があるように、客観的知識の習得に重点が置かれた偏ったものになっている。これは専門職の養成についてもいえることであろう。他人の痛みに無感覚な人間が増えているといわれるが、それも知識偏重の教育が人間の心に触れることをおろそかにしているからではないだろうか。人間の本質への感覚を育て、人間性への肯定と尊重、共感、他者への思いやりなど、それを「ヒューマニズム」といってもよいが、それらを身につけるためには、自分だけの空間に引きこもることなく、しっかりと他者と向き合い対話するといった臨場感あふれる学修が必要となろう。実習やボランティア、あるいはその他の活動における人とのかかわりをソーシャルワークの価値や倫理などと照らし合わせながら振り返り、再び実習などで指導を受けることによって、体験を具体的な学びとして定着させていくのである。そうすることで、たとえば「人間尊重」という価値を実際的に、身体的に理解することが可能となる。

　今後もソーシャルワークの理論と実際の融合を念頭に、実践の場で活躍するソーシャルワーカーとともに後進の育成に取り組んでいきたい。

第9章 ソーシャルワークの倫理

クライエントの抱える問題が年々複雑化しているといわれている今日、ソーシャルワークの実践には的確な判断力と高い倫理観が求められている。本章ではまず専門職倫理について学び、ソーシャルワーカーの倫理綱領と行動規範の重要ポイントについて理解する。その上で近年問題となっている、「倫理的ジレンマ」とそれを超克する倫理的意思決定のプロセスや批判的思考について学ぶ。

1

専門職倫理の基本的な考え方と、ソーシャルワークに特有の倫理問題について理解する。相談援助職は問題を抱えたクライエントの人権を尊重するため、高い倫理観を身につける必要がある事を学ぶ。

2

社会福祉士の倫理綱領と行動規範（ガイドライン）について、その重要なポイントを理解する。利用者に対する倫理責任の他、実践現場における倫理責任や社会に対する倫理責任などについても理解を深める。

3

倫理的ジレンマとは何か、倫理的ジレンマと自己決定権との関係性とはいかなるものかを理解し、倫理的ジレンマを解決するための倫理的意思決定について、そのプロセスを理論や事例から学ぶ。

1. 専門職倫理の概念

A. 専門職倫理とは

　医師や弁護士などに代表される、「専門職」とよばれる職能集団は、専門的「知識」と専門的「技術」の他に、専門的「倫理」＝**「専門職倫理」**なるものを有しているといわれている。近年の議論では、専門職倫理をもたない集団は専門職とは呼べない、ということさえもいわれるようになってきた。そしてその専門職倫理は一般的に、「～をしてはならない」「～をするべきである」といった行動基準を示す言説の体系にまとめあげられ、**「倫理綱領」**というかたちをとって存在している。

　専門職において倫理が、知識や技術同様に重要なものとされているのは、その知識や技術の高度さ、そしてそれらが使用される対象の特徴によっている。

　特別な教育と訓練によって、それを受けていない多数の人間よりも高度な知識と技術を身につけている専門職は、その専門知識・技術を必要とする多数の人間に対して、それらをいかようにでも使うことができる。医学の知識も法学の知識も、それ自体は中立なものであっても、善用もできれば悪用もできるものなのである。また何らかの悪用が行われたとしても、専門職以外の人間には、何が不利益になるのか、何が起こっているのかさえも理解できないという可能性がある。さらに医学や法学に関連する人間を相手にする専門職は、多くが何らかの理由で助けを必要としている人、専門職よりも相対的に弱い立場に置かれた人が対象となっている。このような状況下では、専門知識や技術を使って、あるいは直接には全く使わずとも、専門職であるというだけで、人を利用したり傷つけたりすることも可能である。

　ここに、専門職が専門職倫理を重視しなければならない理由があるのではないだろうか。専門職（profession）という語は、もともとラテン語で「誓約によって縛られた者」を意味するものであった。専門職は職務を遂行するにあたって、字義通りこの専門職倫理という誓約に縛られる必要がある。秋山が専門職の倫理綱領の機能を「価値志向的機能」「教育・開発的機能」「管理的機能」「懲戒的機能」と捉え、それらは対象者の利益を守るものとして機能するとしたのも、このことを示しているといえよう [(1)]。

専門職自身が専門職を律する倫理綱領をもち、相互にチェックし合う機能を有していなければ、専門知識や技術を必要とする弱い立場の者の利益は守ることができないのである。近年では専門職自体が持つ相互チェック機関である**倫理委員会**も設置されることが多くなった。

B. ソーシャルワークの倫理とは

ソーシャルワーカーもまた、援助を必要とする状態にある人の問題解決や自己実現の支援を行う専門家である。さらにソーシャルワーカーの業務は、利用者の生活全般にかかわることが多いため、常に反福祉的な行為になる危険性を孕んでいるといわざるをえない。福祉サービスについての専門的知識と権限によって、サービスのありようをさまざまなかたちで操作できる立場にあるソーシャルワーカーは、基本的に支配者性を内在させた存在である。

たとえばホームレスや DV の被害者、外国人労働者などが、基本的人権が損なわれている状態で援助を求めに行った先の機関で、差別的発言や制度の不備などによって二重に傷つけられる、いわゆるソーシャルワーカーによる**セカンド・アビューズ**の問題も年々深刻化している。意図せざる結果であったとしても、ソーシャルワーカーが利用者の人権をふみにじってしまうというような事態が起こっているのである。このような状況の下、ソーシャルワーカーのあり方に関して、今ほど高い倫理観や人権意識が強く求められている時代はないのではないだろうか。

またソーシャルワークにおける倫理の研究においては、**レヴィ**が倫理を、人間関係とその交互作用に価値が適用されたものであると規定し、倫理は人間関係における行動に直接影響を及ぼす点に特色があると指摘した。さらに、ソーシャルワークの価値について**コーズ**は、キリスト教的な価値観に基礎を置きつつも、さまざまな哲学的諸概念がソーシャルワークの実践を基礎づけてきたのであり、社会福祉の諸価値は単一の哲学から導き出されるものではない、とした。また**ベーム**は、ソーシャルワークの理論は、当該社会において支配的な価値と一致するような諸価値をソーシャルワークに賦与することを意味するものではない、と述べている。

社会福祉士というソーシャルワーカーの倫理がどのようなものであるのか、次節でその「倫理綱領」を概観していこう。

DV: Domestic Violence
ドメスティック・バイオレンス
配偶者や恋人など親密な関係にある、またはあった者からふるわれる暴力のこと。身体的暴力、精神的暴力、経済的暴力、性的暴力、社会的暴力などがある。

セカンド・アビューズ
second abuse
二次虐待。利用者から見た場合は「二次被害」という。

レヴィ
Levy, Charles
『ソーシャルワーク倫理の指針』

コーズ
Kohs, Samuels
1890～1984
『ソーシャルワークの根源』

ベーム
Boehm, Werner
1933～2011
「ソーシャルワークの性質」
(『ケースワークの基礎』)

ソーシャルワーカー
本章では「資格の有無に
かかわらず相談援助活動
を行う職種」という意味
で"ソーシャルワーカー"
という言葉を用いる。た
だし、たとえば第2節の
「社会福祉士の倫理綱
領」のように、資格との
関連が明らかな場合には
"社会福祉士"と表記す
る。

日本社会福祉士会
社会福祉士の倫理を確立
し、専門的技能を研鑽
し、社会福祉士の資質と
社会的地位向上に努める
とともに、都道府県社会
福祉士会と協働して人び
との生活と権利の擁護お
よび社会福祉の増進に寄
与することを目的とした
団体。

**国際ソーシャルワーカー
連盟**
International Federation
of Social Workers

**ソーシャルワークにおけ
る倫理—原理に関する声
明**
2004年10月にオースト
ラリアのアデレードで開
催された、国際ソーシャ
ルワーカー連盟（IFSW）
と国際ソーシャルワーク
学校連盟（IASSW）の
総会で承認された。

IASSW
International
Association of Schools
of Social Work
国際ソーシャルワーク学
校連盟。

**倫理原則に関するグロー
バルソーシャルワークの
声明文**
2018年7月にアイルラ
ンドのダブリンで開催さ
れた、国際ソーシャルワ
ーカー連盟（IFSW）と
国際ソーシャルワーク学
校連盟（IASSW）の総
会で承認された。

A. 社会福祉士の倫理綱領とは

　わが国の代表的なソーシャルワーカーの倫理綱領は、1986（昭和61）年に日本ソーシャルワーカー協会が宣言した「ソーシャルワーカーの倫理綱領」であった。**日本社会福祉士会**も、1995（平成7）年にこの倫理綱領を採択している。その後、社会の変化や国際的な動向を鑑み、スイスのジュネーブに本部を置く**国際ソーシャルワーカー連盟**（以下、IFSW）に加盟する4つのソーシャルワーク職能団体（日本ソーシャルワーカー協会、日本社会福祉士会、日本精神保健福祉士協会、日本医療社会事業協会〔現、日本医療社会福祉協会〕）が、2003（平成15）年に合同で社会福祉専門職団体協議会（現、日本ソーシャルワーカー連盟）を組織し、4団体から派遣された委員による社会福祉専門職団体協議会倫理綱領委員会によって、新しい倫理綱領の作成が始められた。

　そして、IFSWが2004年に採択した「**ソーシャルワークにおける倫理—原理に関する声明**」に準拠した倫理綱領を目指して策定作業が進められ、2005（平成17）年1月、社会福祉専門職団体協議会倫理綱領委員会によって「ソーシャルワーカーの倫理綱領（最終案）」がとりまとめられた。この委員会の成果は4団体共有のものとされ、日本社会福祉士会は最終案の「ソーシャルワーカー」という語を「社会福祉士」に置き換え、2005年6月に「日本社会福祉士会の倫理綱領」として採択した。

　近年の動きでは、2014年7月にオーストラリアのメルボルンで開催されたIFSWとIASSWの総会で「**ソーシャルワーク専門職のグローバル定義**」が採択されている。それを受け、2018（平成30）年に構成4団体の代表者3名（合計12名）からなる日本ソーシャルワーカー連盟倫理綱領委員会が発足し、新たな倫理綱領の検討作業が始められた。検討作業においては、アジア太平洋地域（リージョナル）と日本（ナショナル）における展開を視野に入れ、「**倫理原則に関するグローバルソーシャルワークの声明文**」との整合性を検証し、また関係者からの意見・提案を取り入れるなど、多くの資料や意見を参考にしながら進められた。そのようなプロセスを経て、2020（令和2）年に現在の「社会福祉士の倫理綱領」が誕生したのである。

B. 社会福祉士の倫理綱領の内容

社会福祉士の倫理綱領は、①前文、②原理、③倫理基準（クライエントに対する倫理責任、組織・職場に対する倫理責任、社会に対する倫理責任、専門職としての倫理責任）、で構成される。以下、確認しよう。

[1] 前文と原理

「前文」では、社会福祉士が拠って立つ価値と原理の体系が、簡潔に示されている。すべての人間が尊厳を有し、価値ある存在であり、平等であることを認識した上で、2014年開催のIFSWとIASSWの総会で採択された「ソーシャルワーク専門職のグローバル定義」が示されている。この定義では、ソーシャルワークを「社会変革と社会開発、社会的結束、および人々のエンパワメントと解放を促進する、実践に基づいた専門職であり学問である」としている。この定義のポイントとして、①社会を変えていく役割を強調したこと、②マクロレベル（政治レベル）の取組みを強調したこと、③ソーシャルワークは学問であるとしたこと、④欧米中心主義からの脱却を図ったこと、⑤グローバル定義をもとに重層定義（リージョナル・ナショナル）の展開が認められたこと、などが挙げられる。

一方、「原理」では、①さまざまな違いにかかわらず、人間をかけがえのない存在として尊重する「人間の尊厳」、②いかなる理由によっても、人間の持つ権利の抑圧・侵害・略奪を容認しないとする「人権」、③自由、平等、共生に基づく社会正義の実現を目指す「社会正義」、④集団の有する力と責任を認識し、人と環境の双方に働きかけ互恵的な社会に貢献する「集団的責任」、⑤個人や集団、地域社会などに存在する多様性を認識し、それらを尊重する社会の実現を目指す「多様性の尊重」、⑥すべての人びとを全人的な存在として認識する「全人的存在」を挙げ、社会福祉士の守るべき根源的な規範としている。

[2] クライエントに対する倫理責任

ここでは、①クライエントとの関係、②クライエントの利益の最優先、③受容、④説明責任、⑤クライエントの自己決定の尊重、⑥参加の促進、⑦クライエントの意思決定への対応、⑧プライバシーの尊重と秘密の保持、⑨記録の開示、⑩差別や虐待の禁止、⑪権利擁護、⑫情報処理技術の適切な使用、が謳われている。このように項目は多岐にわたっているが、社会福祉士は何よりも、クライエントとの専門的援助関係を大切にしなければならない。専門的援助関係には、クライエントと私的な関係になったり、

正規の報酬以外に金銭や物品を受け取ったりしてはならないことも含まれる。一見すると、親密で温かい関係を築いているようであっても、複雑な人間心理の作用などにより、結果的にクライエントの不利益につながる危険性がある。社会福祉士は自らの業務が**パターナリズム**に陥っていないか、常に自己点検しなければならない。そして、クライエントの利益の最優先を念頭に置き、前述の③〜⑫の態度・方法を用いて、援助を展開していくのである。

パターナリズム
paternalism
父権主義。父権的温情主義。

［3］組織・職場に対する倫理責任

　ここでは、①最良の実践を行う責務、②同僚などへの敬意、③倫理綱領の理解の促進、④倫理的実践の推進、⑤組織内アドボカシーの促進、⑥組織改革、が謳われている。組織・職場に対しては、社会福祉士自らが最良の実践や倫理的な実践を行うことはもちろん、周囲の同僚や専門職に敬意を払いつつ、同様の実践が行われるようにしていかなければならない。また、倫理綱領の理解の促進や倫理的実践の推進にあっては、社会福祉士が援助を行う場において、倫理綱領の精神をどれだけ発揮できるかが問われる。社会福祉士は自分の所属する組織において、倫理綱領に反する方針・規則・手続き・業務命令などが存在していることに気づいた場合、それらを見過ごしたり、許したりしてはならない。そのような状況に気づいた際には、その状況に応じて、組織・職場の改善や改革を図る役割を担っているのである。

［4］社会に対する倫理責任

　ここでは、①ソーシャル・インクルージョン、②社会への働きかけ、③グローバル社会への働きかけ、が謳われている。**ソーシャル・インクルージョン**は、ソーシャルワークの重要な理念の1つといってよい。社会福祉士は、あらゆる差別、貧困、抑圧、排除、無関心、暴力、環境破壊などに立ち向かい、包括的な社会を目指さなければならない。包括的な社会を目指すためには、クライエント個人だけではなく、広く社会やグローバル社会に働きかけることが当然の責務といえる。

ソーシャル・インクルージョン
social inclusion
社会的包摂。

［5］専門職としての倫理責任

　ここでは、①専門性の向上、②専門職の啓発、③信用失墜行為の禁止、④社会的信用の保持、⑤専門職の擁護、⑥教育・訓練・管理における責務、⑦調査・研究、⑧自己管理、が謳われている。専門的な知識や技術の水準を向上させることが倫理責任になりうるのは、それらがクライエントの利

益になるということを前提としているからである。また、社会的信用の保持にも同様のことがいえる。「すべての知識、すべての技術はクライエントのために」が肝要である。

C. 精神保健福祉士の倫理綱領とは

次に、もう1つのソーシャルワーカーの国家資格である精神保健福祉士の倫理綱領について確認しよう。

日本精神保健福祉士協会の倫理綱領は1988（昭和63）年6月に制定された。これは、1973（昭和48）年の日本精神保健福祉士協会（当時は日本精神医学ソーシャル・ワーカー協会）第9回全国大会で提起された、保健所の精神衛生相談員が本人の意向を確認することなく、無診察で強制的な入院に加担した**Y問題**を契機としている。この倫理綱領は、精神医学ソーシャルワークの価値を具現化するための最も基本的な理念を、簡潔・明確に表すものであった。その後、精神医学ソーシャルワーカーよる倫理綱領に抵触する行為があり、1995（平成7）年に「地位利用の禁止」「機関に対する責務」を加える改訂を行い、不祥事の再発防止に努めることとなった。2003（平成15）年には、①精神保健福祉士法が制定されたこと、②クライエントとの関係について具体的な内容の指針が必要になったこと、③経験の浅い精神医学ソーシャルワーカーに対して詳細で具体的な内容を示したガイドラインが必要であったこと、などから長期間の討議を経て改訂が行われた。そして、2018（平成30）年の名称変更などの改訂を経て現在に至っている。これらの改訂作業は、社会の変化や時代の要請によって、今後も続けられていくことが考えられる。

D. 精神保健福祉士の倫理綱領の内容

精神保健福祉士の倫理綱領は、①前文、②目的、③倫理原則（クライエントに対する責務、専門職としての責務、機関に対する責務、社会に対する責務）、④倫理基準（クライエントに対する責務、専門職としての責務、機関に対する責務、社会に対する責務）、で構成される。ここでは、前文と目的およびクライエントに対する責務、専門職としての責務、機関に対する責務、社会に対する責務について概説する。

[1] 前文と目的

「前文」では、精神保健福祉士が個人としての尊厳を尊び、ソーシャル

日本精神保健福祉士協会
1964（昭和39）年、日本精神医学ソーシャル・ワーカー協会として発足し、1999（平成11）年に現在の名称へ変更した。精神保健福祉士の資質の向上を図るとともに、精神保健福祉士に関する普及啓発などの事業を行い、精神障害者の社会的復権と福祉のための専門的・社会的活動を進めることにより、国民の精神保健福祉の増進に寄与することを目的とした団体。

Y問題
当時、19歳であったY氏が、不当な扱いによって精神科病院に入院させられたこと、入院後に不当な医療行為と処遇を受けたことについて、精神医学ソーシャルワーカーを告発した。これにより、協会と会員は約10年の間、自らの倫理性と専門性を問い続け、1982（昭和57）年「札幌宣言」において、「精神障害者の社会的復権と福祉のための専門的・社会的活動を進める」ことを業務の基本方針として示した。

ワークの視点から共生社会の実現を目指し、精神保健福祉士の価値・理論・実践をもって精神保健福祉の向上に努めること、またクライエントの**社会的復権・権利擁護**と福祉のための活動を行う専門職としての資質の向上に努めることといった、精神保健福祉士の責務が示されている。

一方、「目的」では、倫理原則および倫理基準を示すことにより、①精神保健福祉士の専門職としての価値を示す、②専門職としての価値に基づき実践する、③クライエントおよび社会から信頼を得る、④精神保健福祉士としての価値、倫理原則、倫理基準を遵守する、⑤他の専門職やすべてのソーシャルワーカーと連携する、⑥すべての人が個人として尊重され、ともに生きる社会の実現を目指す、ことが掲げられている。

クライエントに対する責務
①クライエントへのかかわり、②自己決定の尊重、③プライバシーと秘密保持、④クライエントの批判に対する責務、⑤一般的責務、が謳われている。

[2] クライエントに対する責務

ここでは、クライエントへのかかわりや**自己決定**の尊重、**プライバシーと秘密の保持**などが謳われている。精神保健福祉士は、クライエントをかけがえのない個人として尊重し、専門的な援助関係を通してクライエントとともに問題の解決を図ろうとする。また、クライエントの**知る権利**を尊重し、必要とする情報が適切な方法で示され、自らの意思によって決定できるよう援助することも重要な責務とされる。つまり、クライエントの自己決定を支えることの重要性である（**意思決定支援**）。さらに、クライエントのプライバシーの権利を擁護し、知り得た個人情報について秘密を保持する必要がある。精神保健福祉士は、クライエントの秘密を保持しつつ、さまざまな場面で専門的な判断を行い、より適切な援助を展開していけるよう努めなければならない。

意思決定支援
自ら意思を決定することに困難を抱える障害者が、日常生活や社会生活に関して自らの意思が反映された生活を送ることができるように、可能な限り本人が自ら意思決定できるよう支援し、本人の意思の確認や意思および選好を推定し、支援を尽くしても本人の意思および選好の推定が困難な場合には、最後の手段として本人の最善の利益を検討するために事業者の職員が行う支援の行為および仕組みをいう。

専門職としての責務
①専門性の向上、②専門職自律の責務、③地位利用の禁止、④批判に関する責務、⑤連携の責務、が謳われている。

スーパービジョン
supervision

[3] 専門職としての責務

ここでは、**専門性**の向上に努めることや専門職としての**自律性**を高めること、クライエントの利益を最優先し自己の利益のためにその地位を利用しないといった、**地位利用の禁止**などが謳われている。専門性の向上においては、継続的に研修や教育に参加し、自己研鑽に励まなければならない。そのような自己の改善のほか、精神保健福祉士が学生などへの教育や**スーパービジョン**を実施する際には、専門職として利用できる最新の情報と知識に基づいた指導を行う必要がある。また、専門職としての自律性向上の方法としては、適切な調査研究、論議、責任ある相互批判、専門職組織活動への参加などが挙げられる。それらを通して自らを律し、自らの業務を管理・遂行していくのである。さらに、地位利用の禁止においては、専門職の立場を利用し、不正、搾取、ごまかしに参画してはならないとしてい

る。

[4] 機関に対する責務

　ここでは、所属する機関などが、クライエントの人権を尊重し、業務の改善や向上が必要な際には、機関に対して適切・妥当な方法・手段によって提言できるように努め、改善を図るとしている。精神保健福祉士は、クライエントのニーズや社会の変化に応じて組織の機能を評価し、必要な改善を行う役割を担うのである。

[5] 社会に対する責務

　ここでは、専門職としての価値・理論・実践をもって、地域および社会の活動に参画し、社会の変革と精神保健福祉の向上に貢献するとしている。精神保健福祉士は、ともに生きる社会の実現や社会正義の増進、精神保健福祉の向上などを目指し、社会に働きかける立場にあるといえる。

3. 倫理的ジレンマ

A. 倫理的ジレンマとは

　これまでみてきたように、倫理綱領は社会福祉士としての業務を遂行するにあたってすぐれた行動規範・基準となるものであるが、現実の援助場面においては、社会福祉士はさまざまな価値や利害が相反する困難な場面に遭遇し、悩むことが少なくない。このような状態が、**倫理的ジレンマ**（もしくは**倫理上のジレンマ**）と呼ばれるものである。ジレンマとは、問題の解決にあたり、2つ以上の対立する判断基準があり、その選択が困難な状態を指している。

　倫理的ジレンマには、

①利用者の希望・意思とソーシャルワーカーとしての立場との間のジレンマ

②利用者の家族の希望・意思とソーシャルワーカーとしての立場の間のジレンマ

③利用者の希望・意思と利用者の家族の希望・意思との間のジレンマ

④利用者の希望・意思と制度や法律との間のジレンマ

⑤職場の方針とソーシャルワーカーとしての立場との間のジレンマ

⑥他の専門職等の関係者とソーシャルワーカーとしての立場の間のジレンマ

⑦制度や法律とソーシャルワーカーとしての立場の間のジレンマ

などがある。

　倫理的ジレンマの中でよく見られるものとして、利用者の希望や自己決定が、利用者自身や他者の福利を損なわせる可能性の高いことが明らかなケース、を挙げることができる。利用者の自殺願望や、復讐行為への意思、などがわかりやすい例である。実際には「緩慢な自殺」願望といわれる、自身の心身の健康を損なうような行為への希望というケースが多い。倫理基準 1-5 の「**自己決定の尊重**」の項目において「社会福祉士は、利用者の自己決定が重大な危険を伴う場合、あらかじめその行動を制限することがあることを伝え、そのような制限をした場合には、その理由を説明しなければならない」（行動規範 1-5-3）と明記されている。利用者自身や他者に対して、その生命や尊厳、財産などに損害を与えることが明らかな自己決定については、制限を加えることがありうるということである。「自己決定の尊重」や「利用者の秘密の保持」（倫理基準 1-8）など重要とされる倫理規定も、利用者の真の利益を優先するという立場から、一定の制限を受けることがある。そしてこの制限によって、社会福祉士と利用者や家族、他の職種などとの間に軋轢や葛藤が生じないよう、「実践現場における倫理」において、「社会福祉士は、社会福祉士の倫理綱領を実践現場が熟知するように働きかけなければならない」（行動規範 2-3-1）ということになる。社会福祉士は常に社会福祉士の倫理綱領および行動規範に基づいて行動しているということ、そしてそれらの内容がどのようなものであるのかということを、利用者や家族、他の職種などに向けて、機会あるごとに表明していくことが重要である。このような働きかけがあって初めて、実践現場において倫理綱領が遵守される環境を作り出すことができる。

B. 倫理的意思決定とは

　人間と社会をめぐる問題がますます複雑化する今日、倫理的ジレンマを簡単に解決できるような処方箋はない、といっても過言ではない。その場面場面において、ソーシャルワーカーが利用者や問題と真摯に向き合い、なんらかの判断と行為の選択をしていく他ないのである。それは**倫理的意思決定**と呼ばれるが、この倫理的意思決定の質を高める努力が必要で、その 1 つの方法として、**リーマー**は「倫理的意思決定のプロセス」を次のように整理している(2)。

自己決定の尊重
「日本精神保健福祉士協会倫理綱領」では、クライエントの自己決定の尊重について、倫理原則と倫理基準の両方において言及されている。精神的障害により自己決定が困難と思われるケースが少なくないこの分野では、自己決定の尊重は大変重要な原則とされている。クライエントに対して、利用者一人ひとりの状況に合わせたさまざまな説明方法を駆使する、クライエントの疑問に十分応えるなど、「自己決定力を引き出すこと」「クライエントの利益を守るために最大限の努力をすること」が重視されている。

リーマー
Reamer, F. G.
『ソーシャルワークの価値と倫理』

①衝突するソーシャルワークの価値と義務を含む倫理的問題を特定化すること。

②倫理的意思決定によって影響を受けそうな個人、グループ、組織を特定化すること。

③各々のすべての実行可能な行動の筋道や参加者を、潜在的な利益とリスクと共に試験的に確定化すること。

④各々の行動の道筋に対する賛成と反対の理由を入念に検討すること（倫理的な理論、原則、方針、倫理綱領、ソーシャルワークの実践理論、個人的な価値観、などの観点から）。

⑤同僚や適切な専門家に相談すること（機関のスタッフ、スーパービジョン実施機関の運営者、弁護士、倫理学者など）。

⑥意思決定をし、その過程を文書化すること。

⑦決定をモニター化し、評価し、文書化すること。

　またドルゴフとローエンバーグは、倫理的意思決定について7つの原則からなる「倫理原則選別リスト」を作成し、倫理的ジレンマ解決のための優先順位を以下のように示している[3]。中でも原則①が最も優先されるべきものである。

ドルゴフ
Dolgoff, R.

ローエンバーグ
Loewenberg, F. M.

原則①　　生命の保護

原則②　　平等と不平等

原則③　　自己決定と自由

原則④　　危害最小

原則⑤　　生活の質（QOL）

原則⑥　　個人情報と守秘義務

原則⑦　　誠実と開示

　さらに医療倫理学者であるビューチャンプとチャイルドレスは、以下のような状況下であれば、守秘義務違反が正当化される場合があるとして、①第三者に及ぶ危害が極めて重大だと予測されること、②危害を起こす可能性が高いこと、③リスクのある人への警告や保護以外に選択肢がないこと、④守秘義務を破ることによって危害を予防できること、⑤患者に対する危害が最小限で許容範囲内であること、を挙げている[4]。

ビューチャンプ
Beauchamp, T. L.

チャイルドレス
Childress, J. F.

　次に事例をみながら、倫理的ジレンマと倫理的意思決定について考えてみよう。

(事例)　DV 被害者の生活問題と倫理的ジレンマ

　地方都市に住む30代なかばの女性A子は、夫のDVから逃れるため、4歳の娘を連れて家を出た。現在、隣町でアパートを借りて生活している

が、小さな子どもを抱えて十分に働くことができないということに悩み、生活相談の窓口にやってきた。窓口の相談担当であるワーカーが熱心に話を聴いてくれたので、Ａ子はときどき窓口にやってきては、ワーカーにこれまでの人生の出来事などを話すようになっていた。そのような中である日、Ａ子は「黙っていようと思っていたけれど…」と、これまで生活費が足りなくなるたびに、食料品を万引きしていた、ということをワーカーに打ち明けた。「万引きは現在の経済状態では仕方のないこと。そうでもしなければ暴力をふるわれても夫の元に戻るしかない」と話した。悪い行為だという認識はあるものの、今すぐにやめるということは難しいと話すＡ子に、相談員であるワーカーはどのように接していけばよいか悩んでいる。

　この事例では、利用者の秘密保持と自己決定の尊重という問題、利用者を暴力から守る義務、不正を避け法を遵守させる責任など、多くの価値と義務の問題が内在している。万引きは明らかに違法で告発されるべき行為ではあるが、この場合、暴力から利用者の安全と利益を守ろうとする援助者にとって「夫の暴力から逃れるために必要な環境を得るための、一時的な致し方のない行為」という利用者の認識を、頭ごなしに非難し罪を告発することにも困難が生じる。とはいえ倫理綱領に照らせば、専門職倫理の責任上、このまま利用者の万引きを黙って見過ごすこともできない。利用者のおかれた困難な状況を理解し、利用者との信頼関係を保持しつつ、利用者が違法行為を行わずに安全な生活を営んでいけるよう、あらゆる支援の方策を講じる努力が必要となる。小さな子どもをもっていても、生活が成り立つ賃金が得られるような働き方のできる（さらには子どもの生育環境という観点からみて不利益が生じないような働き方の可能な）就労先を探すこと、あるいはさまざまなサービスを受けることのできるシェルターを探すことなど、ソーシャルワーカーとしての知識と情報収集力を最大限に活用し、不正行為と暴力の両方から利用者を守る道筋をつけていく努力が必要とされる。倫理的意思決定に迷いがある場合には、スーパービジョンやコンサルテーションによって同僚や専門家の意見を聴くことが、判断と意思決定の力をつけていく大きな助けとなるだろう。意思決定を行った後は、真に利用者の利益が守られる方向で援助が進んでいるかどうか、注意深くモニタリングしていくことが重要になる。

　倫理的ジレンマは、ソーシャルワーカーにとって困難な状況をもたらすものではあるが、一概に悪いものであるということもできない。それは本当の意味で利用者を尊重するとはどういうことであるのかを深く自問する、利用者への真摯な態度によって現れてくる苦悩だからである。また倫理的

ジレンマによって、社会の側の問題、制度や法律の不備などが明らかになってくることもある。この事例の場合、2008（平成20）年1月に施行された改正ドメスティック・バイオレンス防止法で、市町村の努力義務とされた「DV被害者支援の基本計画」を作成した自治体が、全国で6割程度にとどまっている（2018〔平成30〕年10月）という実態をみれば、利用者に対していかに社会資源が不足しているかが明らかである。このことからも、ソーシャルワーカーは、倫理基準3-2「社会に対する倫理責任」の項目における「社会福祉士は、社会に見られる不正義の改善と利用者の問題解決のため、利用者や他の専門職と連帯し、効果的な方法により社会に働きかける」という倫理責任をまっとうするべく、努力していかなければならないということは明らかである。

　倫理的ジレンマとそれを乗り越えようとする努力は、弱い立場におかれている人間に集中して覆いかぶさることの多い社会的な不正義や不平等への敏感さ、利用者をめぐる福祉問題の社会的原因を見抜くことのできる**批判的思考力**[5]などを鍛える、ソーシャルワーカーにとってまたとない大きな成長の機会であるといえるのではないだろうか。

批判的思考力
critical thinking

注）

(1) 秋山智久「倫理綱領」仲村優一編『ケースワーク教室―自立と人間回復をめざして』有斐閣選書，1980，pp.256-259.

(2) リーマー，F. G. 著／秋山智久監訳『ソーシャルワークの価値と倫理』中央法規出版，2001，pp.107-108.

(3) Dolgoff, R., Harrington, D. & Loewenberg, F. M., Ethical Decisions for Social Work Practice, 9thed., Brooks/Cole Thomson, 2012.

(4) Beauchamp, T. L., Childress, J. F., Principles of Biomedical Ethics, 6thed., Oxford Univ, New York, 2009.

(5) 「新版・社会福祉学双書」編集委員会『社会福祉援助技術論』全国社会福祉協議会，2004，p.43.

▌理解を深めるための参考文献

●**リーマー，フレデリック・G. 著／秋山智久訳『ソーシャルワークの哲学的基盤―理論・思想・価値・倫理』明石書店，2020.**
　倫理的ジレンマについて書かれた『ソーシャルワークの価値と倫理』で有名なリーマーの集大成と言える書で、ソーシャルワークの実践において非常に重要な哲学的思考について学ぶことができる。

●**鷲田清一『語りきれないこと―危機と痛みの哲学』角川新書，2012.**
　東日本大震災を経た日本において、「人をケアする」「人を支援する」ということの意味とは何かを問う臨床哲学者のエッセイである。対人援助の仕事について考えていく上で、多くの示唆を与えてくれる文献である。

コラム　　他者の痛みに思いをはせる

　ソーシャルワーカーに求められる資質としてよく挙げられるのは、「豊富な知識と適切な判断力」、「他者と連携・協働できるコミュニケーション力」、そして「高い倫理観・人権意識」である。児童虐待、高齢者虐待、パワーハラスメント、いじめ、体罰…と、老若男女を問わず人権侵害の問題が吹き荒れている今日、特に「高い倫理観・人権意識」をもつソーシャルワーカーの養成が求められている。しかし、いかにして倫理観を高めていくのかとなると、これはなかなか難しい問題である。

　私たちは自分の痛みには敏感であるが、他者の痛み、ことに自分が経験していない種類の痛みや苦しみに対しては、鈍感になりがちである。しかし援助の現場では、実に多種多様な苦しみの中にある人びとと出会い、その痛みに寄り添っていかなければならない。ソーシャルワーカーを志す人間は、まず、社会のあらゆる出来事・問題に関心をもち、「他者の痛みへの想像力」を身につけなければならないと言えるだろう。社会福祉士の国家試験で多くの科目の学びが求められているのは、知識を増やすことだけが目的なのではなく、その学習の過程でさまざまな利用者の生活問題に触れ、多様な他者に寄り添う心構えを身につけることが重要だからである。

　「高い倫理観・人権意識」は、常に他者の痛みに思いをはせ、何が利用者にとって真の利益であるのかを考え続ける、そのような姿勢の学びの中で育まれていくものなのではないだろうか。

第10章 日常性から学ぶソーシャルワーク

「見る」「きく」「気づく」「工夫する」「苦労する」といった日常動作から、ソーシャルワークは何を学ぶことができるのだろうか。これら日常性とソーシャルワークの専門性はかけ離れたものなのだろうか。生活支援とは、"崇高な"専門性からしか生まれてこないのだろうか。

本章では、具体例を参考にして、これらの問いに応えようとするものである。

1

社会福祉の現場実習とソーシャルワークとの関連性を明確にする。ソーシャルワークと日常性について考える。社会福祉士や精神保健福祉士の資格の意味ついて確認する。ソーシャルワーカーになるとはどういうことなのか、検討する。

2

臨床的態度とはどういうことなのか、身近なこととして考えてみる。ソーシャルワークと「見る」ことの関係について整理する。ソーシャルワークと「きく」ことの関係について整理する。

3

臨床的なソーシャルワーカーになるための条件について考える。ソーシャルワーカーにとっての「気づく」ことの意味を検討する。「工夫する」ことと自己実現の関連性について明確にする。「苦労する」ことがどうしてソーシャルワーカーに必要なのか、考える。

1. ソーシャルワークと実習教育

　将来社会福祉の専門職を目指す者が、最初にその現場に立ち、いわゆる社会福祉のさまざまな利用者と一定の期間まとまった形で触れ合う機会は、社会福祉の現場実習となることが圧倒的に多いだろう。社会福祉士や精神保健福祉士の養成カリキュラムにおいて、現場での実習やその指導の時間を一定期間設けているのは、この現場実習の機会を重要視していることの現れである。

　たとえば、実習に臨む多くの学生がそこで戸惑い、疑問を抱き、違和感を感じる。こうした体験は一見否定的体験でしかなく、無意味なもののように思えるかもしれない。ところが、こうした体験が、教室で学んだ、たとえばソーシャルワークに関する技術や知識が、そのままでは役に立たないことを露呈することもある。そこで当の学生は、社会福祉の現場実習の意味や教室で学ぶソーシャルワークに関する知識や技術の意味を問わざるを得なくなってくる。この問いは、基本的には社会福祉の現場と教育機関、社会福祉の理論と実践、等々の関連性や関係をまじめに考えようとする者にとっては、重要なものである。**第1章**で指摘した「臨床からの知」の出発点の1つになり得るのが、実習する学生の体験する戸惑い、疑問、違和感等だからである。これに対して、教室で得た知識や技術をそのまま実習で出会う利用者に当てはめ、何の違和感をも感じない学生がいるとすればそれは、「臨床への知」として具体的な一人ひとりの利用者に対してそれらを当てはめているに過ぎないことになる。さらに、現場実習での体験を通して、理論の無用性を信じ込んだり、自分自身にそれを言い聞かせるようにしている者は、将来の**経験主義**的援助活動を行う危険性を孕んでいる。これらの危険性に関しても、すでに**第1章**で触れている。

　むしろここで強調しておきたいことは、社会福祉の実習の機会において生まれてきたさまざまな問いは、基本的に、われわれの生活においても重要な意味を持っているということである。ある**特別養護老人ホーム**で実習体験を経た学生は次のように述べている。

　実習で一番印象に残っていることは、ある男性の利用者（Bさん）のことです。Bさんは、脳血管障害のために右片麻痺で、言語障害もありました。しかし、少しでもよくなって、家に帰りたいという強い気持ちをもっていました。**理学療法士**

経験主義
自分が経験してきたことにしか信を置けず、そこからしか思考展開できない姿勢や態度のこと。

特別養護老人ホーム
老人福祉法で規定されている老人福祉施設。在宅での生活が困難になった要介護3以上の高齢者が入所できる。

理学療法士
physical therapist
理学療法士及び作業療法士法で規定されているリハビリテーション専門職の国家資格。
同法2条で「理学療法」とは、身体に障害のある者に対し、主としてその基本的動作能力の回復を図るため、治療体操その他の運動を行わせ、および電気刺激、マッサージ、温熱その他の物理的手段を加えることをいうと定めている。

からは、施設のリハビリテーションは、機能回復が主たる目的ではなく、機能低下をしないように現状を維持することにあると聞いていましたが、熱心に自分から機能訓練に取り組む姿に私の気持ちは動かされました。居室を訪ねて、一緒に話しをしていくなかで（実際には私が聴くということがほとんどでしたが）、奥さんに対する思いやご自身の生活のことを、いろいろと教えてもらいました。そして、いつの間にか、Ｂさんが自分でするリハビリを私も一緒に行うようになっていました。

　実習生の私は、何もすることはできなかったのですが、こんなに人の話しを熱心に聴き、ゆったりとした気持ちのなかで、「人とともにいる」ことができたのは、初めての体験でした。そして、同時に他者のことをそのまま受け入れるなかで、いまの自分を受け入れられることができるのだと、実感できました。それ以降、人のことを受けとめる態度、話しを聴く姿勢が変わっていることに気づきました。私は、実習生として何か利用者の役に立ちたいと思い実習をしていたのですが、実は実習のなかでたくさんのことを教えてもらっていることがわかりました。

（佐藤俊一『対人援助の臨床福祉学─「臨床への学」から「臨床からの学」へ』
中央法規出版，2004，pp.83-84）

　この報告をしている学生は、現場実習の前の学習に真剣に取り組み、現場実習そのものの取組みも指導者から高く評価されていた。にもかかわらず、「本当に実習のなかだけでしか学べないことをできているのかという不全感をもっていた」[1]という。それは、これまで学んできたソーシャルワークに関する知識や技術と、現場での体験とが、必ずしも符合していないがための不全感でもある。ところが、Ｂさんという利用者に誠心誠意かかわる、つまりＢさんと「ともにいる」体験の中で、「人のことを受けとめる態度」や「話しを聴く姿勢」というわれわれの日常生活においても基本的に重要なことに改めて気づかされる、ということをこの学生は味わっている。不全感を出発点にした基本的な問いが、われわれの生活においても重要なことと関連していることを、この学生はＢさんとの真剣なかかわりの中から発見している。たぶん、ここで掴んだ発見は、これまで得てきた知識や技術にも違った意味を付与し、地に足をつけたそれらに変わっていくことにつながるのであろう。学生自身が語っている「人のことを受けとめる態度、話しを聴く姿勢が変わっていることに気づきました」という言葉は、その証しであるといっても過言ではあるまい。

　このように、ソーシャルワークにおける知識や技術は、社会福祉の現場で学生自身が身をもって味わうその都度その都度の“いま、ここで”に自己を投入し、相手“とともにいる”体験を経ることによって、よりリアルなものに変わり、援助者らしさへの道の第一歩にもなるといえよう。

　社会福祉の現場実習の機会は、単に社会福祉士や精神保健福祉士の資格を取得するために必要なカリキュラムの1つといったもの以上の意味を持つ。現場実習という体験の中で、これまで学んできたソーシャルワークを

はじめとするさまざまな知識や技術が、自分自身の体験において具体化され、統合されるのである。教室において最初に聞いた時は、まるで異質のもののように感じられ、否が応でも個々の学生の頭の中に侵入してくるように注入された知識や技術等が、である。さらに、学生のうちに具体化され統合された知識や技術は、実は、異質なものというよりも、自分自身の日常体験にも極めて関連深いことに変わり、自覚できるようになる。ここに至るまでには、少なくとも、現場実習において実習する学生自身が多くの事柄に接し、感じ取り、ある時は戸惑い、またある時は混乱し、自信を失う、さらには苦労を味わい、工夫を重ねること等が第一の下地になる。さらにその上で、現場の実習指導者や養成機関からの巡回指導者による体験の共有化とアドバイスや指導が必要になる。そして、大学等の養成機関に戻ってきた後の、現場実習を経てきた学生同士の報告や発表の機会は、現場実習体験の共有化（同化と異化を含む）、問題点を指摘し合う場等として**グループ・スーパービジョン**の機能をも担う。いわばこれらの機会は、ソーシャルワーカーという援助者を目指す学生にとっては、援助者になるための"基礎工事"となるのである。

　そして、ここで最も忘れてはならないことは、社会福祉の現場実習における実習の場は、利用者にとっては生活の現場である、ということである。いつも通りの何気ない日常を過ごす人もいれば、早くここから退所して、それ以前の自分の地域社会での生活を望んでいる利用者の日常生活である場合もあるだろう。そうしたさまざまな利用者の日常に具体的に接して学び取ることが現場実習の最大の意義である。案外、実習学生の日常と共通する部分を発見することもあるかもしれない。全く異なる利用者の日常に触れ、立ち往生する場合もあるだろう。いずれにしても、利用者の日常と実習学生の日常とが、相交錯することによって、それぞれの日常を問い直し、援助の展望を図る入り口となることが社会福祉の現場実習には求められるのである。

　このように見てくると、社会福祉士や精神保健福祉士の国家資格を取得することは、ソーシャルワーカーという援助者になるためのほんの入り口に過ぎないことが理解できよう。よりソーシャルワーカーらしくなるためには、さらに、より一層自分の持ち味をも発揮できる"自分らしい"ソーシャルワーカーになっていくためには、援助活動の中で味わうさまざまな喜怒哀楽、苦労、挫折、工夫、等々の体験を、自分の主観的世界の中にだけ閉じ込めておくのではなく、場合によっては利用者とともに、あるいは援助者仲間とともに、さまざまな角度から検討し合い、切磋琢磨していくことが求められる。それは、援助活動における主観的体験を、**共同主観**的

グループ・スーパービジョン
group supervision
通常、スーパービジョンは、スーパーバイザーとスーパーバイジーの間で一対一の関係の中で実施される。社会福祉の現場実習後の実習生による実習発表会などは、この形態をとることが多い。他の実習生の発表を目の当たりにし、自身の実習体験を相対化できる機会となる。

共同主観
それぞれの個人が抱く主観的なものを、そのままにしておくのではなく、他の人の主観を確かめたりぶつけたりする中で得られるような共有化された統合的主観のこと。
➡ p.10 第1章3節参照。

認識にまで高めていく努力の中で、ソーシャルワーカーは自らを、援助者としての成長へとつなげていけることをも意味する。そのようになっていくためには、ソーシャルワーカー自身の生活者としての体験にも多くのヒントがある。ちょうどこのようなプロセスは、初めて子どもを持った父親が、真に父親らしくなっていく過程にも似ている。子どもが生まれた時点では、それは単に生物的に父親になったに過ぎず、多くの人が「ピンと来ない」「実感が湧かない」、場合によっては「他人事みたい」といった類の感想を漏らすのも無理はない。ところが、そのような感想を漏らしていた父親も、子育ての中で苦労や喜び、試行錯誤等を重ねていくにしたがい、より父親らしくなっていく。こうした例は決して珍しいものではない。子どもとの感性的体験の共有や、母親との協力、近隣の人のアドバイス、このような体験の中でより父親らしくなっていくのである。こうした生活体験の多面的共有化は、子育てに限らず、ソーシャルワーカーとしての工夫にもつながる場合は少なくない。社会福祉の援助活動は、他ならぬ "生活への援助" であるからだ。

2. 日常性から生まれるソーシャルワーカーの基本的態度

社会福祉の現場実習で学生が体験してくることと、誰もが体験する日常の生活体験とが、実は無関係ではないことは、すでに**第1章**において「**現実的公開性**」という指摘の中で見てきた。ここでは、ソーシャルワークの現実的公開性と、ソーシャルワーカーの基本的態度として要請される「**臨床的態度**」について、身近な具体例を通して考えてみよう。

A.「相手の立場に立って」"見る" ことと現実的公開性

あるケアマネジャー（介護支援専門員）は、自分自身の援助活動において遭遇した体験を次のように新聞の投書欄の中で報告している。

> お年寄りから相談を受けるケアマネジャーの仕事をしています。70代後半の女性Ａさん宅に訪問した時にお聞きした話が、どこでも聞かれるのではないかと思い、書きました。
> 　Ａさんは昔ながらの家屋で畳の上の暮らしをしています。息子が結婚して、やっと一息ついたところです。優しい嫁ですが、現代風というか、Ａさんの部屋に顔を

現実的公開性
特定の固有な場だけに理解可能であることではなく、誰にとっても接近可能な現実性やリアリティのこと。本章との関連では、たとえば、コミュニケーション時には誰でも無意識的に活用している "見る" ことや "きく" こと。あるいは、コミュニケーションそのもの。
➡ p.9 第1章2節B［2］参照。

臨床的態度
➡ p.8 第1章2節B参照。

出すと、立ったまま話をするというのです。

　Aさんは座っていることも寝ていることもあります。つまり、常に嫁に見下ろされ、物を言われると感じているのです。嫁に悪気があるとは決して感じていませんが、釈然としない思いが残るそうです。

　子供と話す時は目線を合わせて同じ高さでものを見なさい、とよく言われています。ちゃぶ台の暮らしとテーブルの暮らしでは生活様式も変わりましょうが、せめて嫁が腰をかがめたり畳に座って話しかけてくれたら、どんなに良いだろうと感じています。

　私は「その気持ちを嫁さんに伝えましょうか」と尋ねましたら、「角が立つといけないから黙っている」と笑っていましたが。

　Aさんの嫁さん、早く気づいて、Aさんと同じ目線の高さで話しかけてみて下さい。きっと心が通じると思いますよ。

（「朝日新聞」2003年9月25日朝刊）

　ここで指摘されていることの重要性に関しては、たとえば筆者も、社会福祉の実習を体験している学生においてよく見かけることである。

　児童館で実習していた2人の学生に、実習途中での感想を求めたことがある。1人の学生は、嬉々として実習の楽しさや喜びを語り、事実重要なことを日々習得しているようだった。もう1人の学生は浮かぬ顔をして、一生懸命子どもともかかわろうとしているが、どうもうまくコミュニケーションが取れないことを訴えた。後日その児童館を訪れ、2人の実習を少し離れた所から見ていたら、浮かぬ顔をしていた学生は、自分よりもはるかに身長の低い子どもたちに、立ったまま話しかけていた。会話は長続きせずに、子どもたちはすぐに立ち去っていくばかりだった。対照的に、もう1人の学生は自然に膝を折って、子どもたちと楽しそうに話していた。多くの子どもたちが自然にその学生を取り囲むのだった。

　他の人と共同作業をしようとする時や、親密なコミュニケーションを取ろうとする時に、「相手の立場に立つ」ことや「相手の身になる」ことは日常生活においては特別なことではない。さらに、相手のことを理解しようと思ったら、われわれは通常、その相手のことをよく見るように心がける。これも特別なことではない。相手に対して自分の優越性を誇示しようと思ったら、意図的に相手を「見くだし」たり「見おろす」ようにする。「見る」ということはこのように、相手との関係を調整する場合に非常に重要な意味を持つのである。

　こうしたことは相手との関係つまり援助関係を活用して援助活動を展開していこうとするソーシャルワーカーにとっては、決定的に大切なことである。ところが、日常生活の中で当たり前になっていることの重要性は、当たり前になりすぎて気づきにくい面もある。この日常生活の自明性にいち早く気づき、援助活動にどのようにしていけば活かせるのかという工夫

児童館
児童福祉法40条に規定されている児童厚生施設の1つ。

が、生活の援助を標榜する社会福祉の援助者たるソーシャルワーカーに求められるのは当然のことである。言葉を換えれば、ソーシャルワークの現実的公開性に気づきそれを活用していくことが、より援助者らしくなっていくために不可欠なことであるといえよう。その意味で、現場実習を経た多くの学生による「自分の日常生活をもっと大切にして生きていかなくては」という語りは見逃せないものである。そしてここには、自分らしく生きていくこと（**自己実現**）の大きなヒントもあるのではないだろうか。

この日常生活の自明性に気づき、ソーシャルワークの現実的公開性を援助活動につなげていくことは、実は援助者にとって基本的な態度・姿勢である「臨床的態度」とも密接な関連性がある。次にこのことについて検討してみよう。

自己実現
self-actualization
ドイツの精神医学者ゴルトシュタイン（Goldstein, K.）が提唱し、米国の心理学者マズロー（Maslow, A.）が一般に広めた。

B. 臨床的態度と"きく"こと

前述した通り、援助活動において"見る"こと、さらに「相手の立場に立って」"見る"ことは、相手の理解を進めていく上でも、また「対等な」援助関係を築いていくためにも決定的に重要なことである。そしてこのことは、援助活動だけではなく、われわれの日常生活を営んでいく上でも、本来であれば欠かせない基本的態度・姿勢であると言えよう。このように日常生活上でも決定的に大切なことは、あまりにもわれわれにとって身近すぎるがためにかえって、自明性という中に埋もれてしまい、それがうまく働いていないにもかかわらず気づかないでいることも少なくない。"見る"ことと並んで、あるいは場合によってはそれ以上に、援助活動においても日常生活においても、重要であるにもかかわらず気づかれにくいものに、"きく"ことがある。

カウンセリングやソーシャルワーク等の援助活動においては、以前から"きく"ことの重要性は指摘され、「**傾聴**」という言葉で表現されてきたりもした。援助活動を進めていく上では、まずはその当の相手であるクライエントや利用者の理解を深めていくことが不可欠であることは、誰もが否定することはないだろう。相手の話をきいて、その人の置かれている状況やその人自身についての理解を深めることが、援助活動の第一歩にもなるし、継続的に相手の話をきいていくことが、別の発見をも可能にしてくれる。このように"きく"ことは、相手の理解を深めたり、さまざまな側面を発見していく上で、欠かせないことは事実であろう。

しかし、"きく"ことの意義は、こうしたこと（理解や発見）だけにとどまるものではない。次の新聞記事はそのことを見事に物語っている。

傾聴
active listening
一心に相手および相手の言動に集中して聴くこと。

この記事でも指摘されているように、"きく"という行為には、話している相手を理解し、気づいていないことを発見するといったこと以上のことが含まれている。この行為によって、相手を励まし、癒し、勇気づけることも可能なのである。記事でも触れている童話の主人公モモは、話をよくきいて、その相手にアドバイスを送るといったことをするわけではない。ひたすらきいているのみである。話すことに関してはむしろ口下手である。こうした人物を童話の主人公にすることそれ自体、作者ミヒャエル・エンデの意図でもあるのだろう。すばやく聞き取って、的確かつ手短に相手にアドバイスする、といった主に"きく"行為の機能的側面を重視することは、ある意味で「時間」に関する社会的・時代的風潮に根ざしているのかもしれない。スケジュール通りの時間を効果的かつ効率的に活用することが求められることが圧倒的に多いからである。物語の後半で、モモは"時間どろぼう"と対決する。この時間どろぼうこそが、時間に関する現代的風潮である、効果的・効率的な機能面重視の"管理された時間"の象徴となっている。主人公モモは、繰り返しになるが、訪れた人の話にじっくりと耳を傾け、ゆっくりとその人とのひと時を"ともに過ごす"、こうしたことを繰り返す存在である。

　われわれがここで、この新聞記事やその中で触れられている童話の主人公に注目するのは、ソーシャルワーカーという援助者にとっての"きく"

ミヒャエル・エンデ
Ende, Michael Andreas Helmuth
1929 ～ 1995
ドイツの児童文学作家。『モモ』（Momo）の他に、『はてしない物語』（Die unendliche Geschichte）等の作品もよく知られている。

という行為の重要性を強調したいがためである。特に"きく"ことの人間理解（利用者理解）、情報収集といった側面とともに、あるいはそれ以上に、ソーシャルワーカーという援助者の存在そのものが大きな力となりうることが、端的に"きく"行為の中に含まれる、あるいは"きく"行為とともに具体化される、このことを指摘しておきたいのである。この"きく"行為の、相手を癒す力や励ます力、そして何よりも勇気づける力は、"いまここで"、当の相手と"ともに生きる"といった援助者の臨床的態度・姿勢や、**第1章**で指摘した「**方法としての臨床**」の具現化と言ってもいいだろう。

　援助者の基本的態度としての臨床的態度とは、以上見てきたように、"見る"ことや"きく"ことといった、われわれにとって日常的に身近な行為の中に具体化されている。それらに自覚的になり、それらを援助活動に的確に活かしていける時に、そこで活用されるケースワークやケアマネジメント、グループワークといったソーシャルワークの諸技術は、真に「きく」（効く、効果的な）ものになるのだろう。

方法としての臨床
➡ p.2 第1章1節参照。

3. 日常性から学ぶ

　以上述べてきたことを踏まえて、援助の相手となる利用者とともに生きる、真の意味で臨床的なソーシャルワーカーという援助者に少しずつでも近づいていくために、筆者自身が必須であると考えていることを、以下に具体例を挙げて示しておこう。

A. 気づくこと

　われわれは日常生活の中で、さまざまな事柄に気づき、それらのことに対処しながら生きている。社会福祉という援助活動においても、この日常性と全く同じであるとは言えないまでも、利用者の生活のあり方や利用者そのものの、他の人とは違う個別性に注意を向けながらかかわることが求められる。

　一言で言えば、援助活動における**個別化**の重視ということである。ある**盲養護老人ホーム**での実習体験を経た学生が次のように語っている。

個別化
individualization
当事者の他の人とは異なるその人独自のその人らしさを尊重していこうとする援助者の基本的態度・姿勢をいう。

盲養護老人ホーム
視覚障害を持つ高齢者のための養護老人ホーム。なお、養護老人ホームは老人福祉法で規定されている老人福祉施設の1つで、養護するとともに、その者が自立した日常生活を営み、社会的活動に参加するために必要な指導および訓練その他の援助を行うことを目的とする施設である。

141

> 　私は、盲養護老人ホームで実習をさせていただきました。目の見えない高齢者の方々と接するのは初めてでしたし、長期間にわたって実習させてもらうのももちろん初めての体験でした。最初は不安と緊張で、入所している高齢の方々に言葉を発することもうまくできませんでした。そこで体験することの一つ一つが戸惑いと、思い知らされることの連続でした。特に強烈な印象として今でも鮮烈に思い起こすことのできることがあります。最初の宿泊での実習の日のことでした。
> 　ある利用者の方の部屋に夕食を運んだときのことです。ドアをノックして、中から「どうぞお入りください」という声を聞いたので、ドアを開けて中に入ろうとしたのですが、部屋の中は真っ暗でした。私はその瞬間、「あっ、眠っていたのか」と思い、「お休みのところ申し訳ありません」と言いました。そうしたら、その方は、「いいえ、眠っていませんでしたから…」と言いました。私はこのときになって初めて、ハッとしました。夜は灯りをつけるもの、というのは、私たち目の見える者の論理でしかないのでした。その後も、思いも寄らないことを多く経験し、人を理解することの難しさに気づかされました。ひとつ今でも疑問に思っていることがあるのですが、目の見えない方は夢を見るのでしょうか。
> （柳澤孝主・長江弘晃・大熊信成『田中正造の実践と社会福祉研究』DTP出版, 2004, p.9）

　目の見えない人の世界や生活構造は単純に、健常者―視覚機能＝視覚障害者、といった図式では表せないのは当然のことである。ところが、援助を毎日の日課としてこなすようになればなるほど、この図式に利用者そのものを当てはめてしまう場合も少なくない。長い間この図式によって、利用者を援助の対象として見ることに慣れてしまっているからである。

　この実習生の報告は、素朴に目の見えない人の世界と生活構造を露呈させている。それは、援助者の枠組み以前の、1人の目の見えない人の世界を、これまた1人の人間としての実習生が素朴に気づいた事柄である。援助という営みが、個別化を大切にする営みであるのならば、むしろここでの実習生が体験しているような素朴な気づきの体験に注目してみる必要があるのではないだろうか。事実、援助活動を絶えず個別化の重視ということから始める援助者は、社会福祉の現場に初めて足を踏み入れる実習生からも気づかされ、多くのことをその実習生から発見し学ぶ、謙虚な姿勢の持ち主でもある。

B. 工夫すること

　援助活動を進めていく中では、与えられたものを与えられた通りに進めるだけでは済まされないことがたくさんある。たとえば、既存の社会資源だけでは、具体的な援助活動を進めるためには、どうしても前に進めないことがある。そのことは、援助者としての経験を少しでも経ているものにとってはしばしば行き当たることである。そのような時に援助者は、どの

ような工夫を具体的に行っているのだろうか。一例をあげてみよう。

　現場のソーシャルワーカーは、このような工夫をさまざまな形で凝らし
ている。生活保護制度の申請を行えば適用される可能性の強い対象者に対
してでも、家族間の協力によって今の生活困難を乗り越える力を持ち、
後々の言わば "家族力" を期待できるような場合は、敢えて現状において
は、生活保護の申請を行わず、他の可能性をその家族とともに検討するソ
ーシャルワーカーもいることだろう[2]。また、家庭訪問の際、「〇〇福祉
事務所」等が書かれた自転車やバイクは訪問先の近くには止めない等の工
夫や配慮も必要なことがある[3]。

　ソーシャルワーカーという援助者は、その名の示すとおり、社会的な
（ソーシャルな）場面や組織の中で他者とともに協力し合いながら、援助
活動を進めていく場合が圧倒的に多い。そのような場面で、与えられた仕
事や与えられた役割だけを忠実にこなせばそれでよし、ということはむし
ろ少ない。また、既存の社会資源のみにしか目が届かず、あるいはそれば
かりに固執するとしたら、満足な援助は展開できないだろう。

　既存の役割や業務だけに自らを適応させ、あるいは既存の社会資源の利
用者への適用を図るだけでは、ソーシャルワーカーという「役割に生き
る」[4]ことに過ぎないのである。真に臨床的なソーシャルワーカーである
ならば、利用者や援助者仲間とともに生きる中で、与えられた役割や業務
だけに生きるのではなく、また既存の社会資源のみに拘泥するのではなく、
その都度その都度与えられた自らの役割や既存の社会資源を多面的に検討
しながら、作り変えたり、工夫したり、創出したりすることが求められる。
真の臨床的なソーシャルワーカーは、「役割を生きる」[4]ソーシャルワーカ
ーとして、自らの持ち味も発揮できる援助者の可能性を持つ存在でもある。

C. 苦労すること

　向谷地生良は、自身の精神障害者とのかかわりの中からさまざまなことを学び、実践活動に活かしている。そして、人間性の一部としての苦労ということを指摘する[5]。人間は誰でも生きていく上で苦労や困難は避けられない。しかし、避けられない事態から目を背けるのではなく、むしろそれらに目を据えて真正面から引き受ける中から、自分らしく生きていける道が開かれる。精神障害という事態は、生きていく上での困難や苦労が集約されている典型的な事態の1つである。仮に援助や保護という名の下に、これらの困難や苦労が奪われてしまうとすれば、精神障害者の一人ひとりが自分らしく生きていける道が塞がれてしまうことをも意味することになる。

　ソーシャルワーカーという援助者はむしろ、精神障害者の困難や苦労に立ち会う中で、**受苦的存在**としての自分自身にも気づく契機を掴むことが可能になる。

受苦的存在
homo patiens
さまざまな困難から目をそらすのではなく、むしろそこに真正面から取り組んでいる人間像を指す場合が多い。

　少し考えてみれば、精神障害に限らず、老い、病い等の困難やそれらに伴う苦労は、誰にとっても避けられない事態であることは明白である。にもかかわらず、それらを否定したり包み隠したりする風潮が現代社会の中にはあるのではないだろうか。避けられない困難や苦労から目を背ける人がいるとしたら、今現在は、健康で順調に生活を送っているとしても、それは"健康的に"生きていると言えようか。むしろ、さまざまな障害を負っていても、あるいは病いの最中にあるとしても、また年老いているとしても、それらの困難から目を背けることなく、それらの苦労や困難を引き受け、その中から真に生きることの意味を模索している人がいるとしたら、そちらの生き方のほうが健康的であると言えるのではないだろうか。

　社会福祉の援助活動は、老い、病い、障害等およびそれらに伴う困難や苦労を引き受け、生きることの意味を模索するという"受苦的存在"を前提とし、利用者であること援助者であることを問わず、自他ともに認め合い自覚しあう中で、互いに自分らしく生きていける道を切り開いていく営みであるといえよう。ソーシャルワーカーという援助者は、こうしたプロセスにおいて、援助者としての成長を遂げることが可能になるとともに、自分らしく生きていけることをも統合させていけるのではないだろうか。そうしたプロセスの真只中にある現役のソーシャルワーカーが、筆者に寄せてくれた言葉を紹介することで、本章・本書を閉じることにしよう。

　この文章を書く中で、3年ほど関わった患者さんが自殺しました。人格障害の若い女性で、私なりに関係を育んできたと思い込んでいた方でした。周囲の患者さんに依存してしまう傾向の強い彼女に対し、自分で生きていく力を育んで自立していってほしいという私のあせった気持ちから、彼女の発する危機的な状況を見逃し、自殺を図る結果を招いてしまいました。私の援助関係における過干渉に関わってしまう特質を自覚し、なるべく私への依存を避けるべく、なるべく距離を保ちつつ、援助者であるという意識をもとうとしすぎたことを後悔しています。亡くなってしまった彼女から、「死」を選択した気持を聴くことはできません。しかしながら、「自殺」という事実から、考えられる彼女の気持ちを何度も推し量り、考え、振り返ることを、繰り返し続けなければならないと思っています。

（坂野憲司・柳澤孝主編『臨床ソーシャルワーク事例集』弘文堂，2005年，p.235）

注）

(1)　佐藤俊一『対人援助の臨床福祉学―「臨床への学」から「臨床からの学」へ』中央法規出版，2004，p.84.

(2)　佐藤俊一『医療と組織の人間学―現場からの提言』川島書店，1987，pp.129-130.

(3)　尾崎新『社会福祉援助技術演習』誠信書房，1997，p.38.

(4)　足立叡・佐藤俊一・平岡蕃編『ソーシャル・ケースワーク―対人援助の臨床福祉学』中央法規出版，1996，p.198.

(5)　岡上和雄編「座談会　精神障害者の自立とは何か」『現代のエスプリ』367（「精神障害」を生きる），至文堂，1998.

理解を深めるための参考文献

● 最首悟『星子が居る―言葉なく語りかける重複障害の娘との20年』世織書房，1998.
　　著者自身の障害を抱えた子どもから学ぶ、という体験的視点は、当事者主体の援助活動と通底するものがある。

● ミヒャエル・エンデ著／大島かおり訳『モモ』岩波書店，1976.
　　童話の中に登場する「モモ」の、人の話を聴くという姿勢は、ソーシャルワークを学ぶ学生にとっても得るもの大であると確信する。

● 斉藤道雄『悩む力―べてるの家の人びと』みすず書房，2002.
　　人間自身が本来持つ「悩むこと」「苦労すること」を力に変え得ることを、精神障害者の活動拠点「べてるの家」の実践から紹介している。

コラム 　他者が見えていますか？

　戯曲『夕鶴』で有名な今は亡き女優山本安英はかつて、「他人の演技がすばらしいと感じ、賞賛できる時は、自分の演技もすばらしい。ところが、自分の演技を、我ながらいい出来だったなどと思う場合には、ほとんどがダメな時である」という趣旨の言葉を残している（『女優という仕事』岩波新書, 1992）。筆者は、この言葉を社会福祉の援助活動への重要なメッセージとして受け止めてきた。社会福祉の援助活動は、利用者という他者への視点を抜きには本来成立しないものである。他者への視点が欠落すれば、自己満足以外の何者でもなくなってしまう。ソーシャルワークも、この意味での他者への視点がなくなってしまえば、効果的でなくなってしまうのは当然の帰結である。そして、他者への視点は、その気になって日常を振り返ってみれば、身近なところからでも鍛えることが可能である。あなた自身は、他者が見えていますか。

キーワード集

アカウンタビリティ

〔accountability〕

「説明責任」と訳される。適切な情報の開示と説明は援助者の義務であり、それがあってはじめて利用者の自己選択・決定が実現する。

浅賀ふさ

〔1894-1986〕

愛知県に生まれ、日本女子大学卒業後渡米し、ソーシャルワークの専門教育を受ける。帰国後、聖ルカ病院（現・聖路加国際病院）医療社会事業部に勤務する。日本における医療ソーシャルワークの草分け的存在である。

アダムス

〔Addams, Jane 1860-1935〕

「アダムズ」とも記される。アメリカのセツルメント運動に従事した人物。1889年、シカゴの貧困地域に「ハル・ハウス」を設立した。

アドボカシー

〔advocacy〕

「代弁」「弁護」「権利擁護」などと訳される。利用者（当事者）の利益を守るために、本人の立場に立って、本人に代わって権利の主張をすることをいう。アドボカシーは、個人や家族などを対象とする「ケースアドボカシー」と、同様のニーズをもつ集団や階層、コミュニティのために機能を果たす「クラスアドボカシー」に大別される。その他、主体からみた類型として、①セルフアドボカシー（自己弁護）、②シチズンアドボカシー（市民擁護代弁）、③リーガルアドボカシー（法的擁護代弁）、などがある。

あらゆる形態の人種差別の撤廃に関する国際条約

人権および基本的自由の平等を確保するため、あらゆる形態の人種差別を撤廃する政策などを、すべての適当な方法によって遅滞なくとることを主な内容としている。1965年の国連総会において採択され、1969年に発効しており、わが国は1995（平成7）年に加入している。

アルマナー制度

〔almoner〕

「アルモナー」とも記される。1895年、イギリスの王立施療病院に導入された。アルマナーとは病院の医療福祉係を指し、現代の医療ソーシャルワーカーに相当する。日本では、聖路加国際病院において実践活動に従事した浅賀ふさが第一人者として知られている。

ウィリアムズ

〔Williams, George 1821-1905〕

YMCA（Young Men's Christian Association：キリスト教青年会、1844年）の創設者の1人。YMCAの活動は、キリスト教の精神を基盤に、レクリエーション活動などの機会を青少年に提供し、精神的指導や生活技術指導を行うことによって、充実した余暇を提供しようとするものであった。

ヴォルフェンスベルガー

〔Wolfensberger, Wolf 1934-2011〕

1934年にドイツで生まれ、1950年にアメリカに移住し、ノーマライゼーションの理念をアメリカやカナダに紹介した知的障害者分野の研究者。文化的な側面や社会的な役割の側面におけるノーマライゼーションを強調した。また、ソーシャルロールバロリ

ゼーション（社会的役割の実践）という概念を提唱している。

小河滋次郎
（おがわしげじろう）

〔1863-1925〕

社会事業家。監獄学者。1882（明治15）年に東京専門学校邦語法律科、1883（明治16）年に東京大学法学部別課法学科に入学し、監獄学の研究に取り組む。卒業後、内務省に入省し、警保局監獄課長などを歴任。その後、官僚としての立場を退き、活動を社会事業へと拡大していく。1918（大正7）年にドイツのエルバーフェルト市（現・ブッパータール市）における救貧委員制度や岡山県済世顧問制度などを参考に、民生委員制度の先駆けである大阪府方面委員制度をスタートさせる。同制度に関しては、1924（大正13）年の著書『社会事業と方面委員制度』によって確認することができる。

オンブズパーソン

〔ombudsperson〕

「苦情処理人」や「権利擁護者」としての役割を担う。硬直的構造に陥りやすい社会福祉施設や苦情が顕在化しにくい福祉サービスに対して、第三者的な立場から公平な判断をすることが期待されている。オンブズマン（ombudsman）ともいう。

カウンセリング

〔counseling〕

関連援助技術の1つ。心理的な問題を抱えている利用者に対して、専門職による言語的・非言語的コミュニケーションを通じて問題の解決を図る過程をいう。ケースワークと似ているが、社会資源の活用の幅がより狭いことや心理的問題の解決に焦点が当てられることなどにおいて区別される。

間接援助技術
（かんせつえんじょぎじゅつ）

利用者を取り巻く環境に働きかけていくものであり、直接援助技術がより効果的に機能するように実践される援助技術のことをいう。①地域援助技術（コミュニティワーク）、②社会福祉調査法（ソーシャルワーク・リサーチ）、③社会福祉運営管理法（ソーシャル・ウェルフェア・アドミニストレーション）、④社会福祉計画法（ソーシャル・ウェルフェア・プランニング）、⑤社会活動法（ソーシャルアクション）、などで構成される。

関連援助技術
（かんれんえんじょぎじゅつ）

伝統的なケースワーク（個別援助技術）やグループワーク（集団援助技術）、コミュニティワーク（地域援助技術）に対して、社会の変容に伴って登場した援助技術を指す。具体的には、①ネットワーク（ネットワーキング）、②ケアマネジメント、③スーパービジョン、④コンサルテーション、⑤カウンセリング、などが挙げられる。

機能主義
（きのうしゅぎ）

「機能派」とも呼ばれるケースワークにおける理論学派の1つ。ランク（Rank, O.）の意志心理学を基盤とし、利用者が本来もっている自我の力による自己成長・自己変容を重視し、その力を発揮できる場面を構成することが重要であるとした。

キャボット

〔Cabot, Richard C. 1868-1939〕

アメリカの医療社会事業を発展させた医師。1905年、マサチューセッツ総合病院において、患者の生活環境に関する情報を知る必要性から、ソーシャル・アシスタントを採用した。これがアメリカにおける最初の医療ソーシャルワーカーとされる。

教育機能
（きょういくきのう）

ソーシャルワークの機能の1つ。援助者が、利用者の社会的機能を高め、環境への対処能力を引き出すために、必要な情報や新たな技能を学習する機会を提供することをいう。

協働
（きょうどう）

〔cooperation〕

行政と民間団体・機関などが、共通の問題意識に立って活動を実践することをいう。協働関係においては、それぞれが対等な立場にあり、互いの主体性や独自性が尊重される。ソーシャルワークの場面では、公私関係に限らず、福祉・医療・保健などの連携が必要である。

グリーンウッド
〔Greenwood, Ernest 1910-2004〕
1957年に専門職の属性として、①まとまった理論体系、②専門職としての権威、③社会からの承認、④規制的な倫理綱領、⑤専門職としての文化、を挙げ「ソーシャルワークは専門職である」とした。

呉秀三
〔1865-1932〕
精神医学者。日本の「精神医学の父」と呼ばれる。精神病患者の人道的待遇を主張し、精神病院の構造の改善などに努めた。1902（明治35）年に「精神病者慈善救治会」を創設し、精神病患者に対する奉仕活動や社会の偏見に対する啓蒙に尽力した。

ケアマネジメント／ケースマネジメント
〔care management/case management〕
関連援助技術の1つ。利用者の必要とするケアを調整する機能をもち、利用者にとって最適なサービスを迅速に、かつ効果的に提供するための技法をいう。多くの利用者は複数のニーズを抱えている。それらのニーズを充足するためには、さまざまな社会資源と利用者とを結びつけることが必要となる。それを可能にし、また日常生活は横断的に成り立っているという視点から再考し、従来の縦割りのサービスを利用者の立場から再構成する。さらに、サービス提供の窓口をケアマネジャー（介護支援専門員）に一元化することで、容易に社会資源を得ることができる点が特徴といえる。なお、この技法は1970年代後半、アメリカで精神障害者への在宅支援のために作られ「ケースマネジメント」と呼ばれていたが、1990年にイギリスで成立した「国民保健サービス及びコミュニティケア法」において、マネジメントするのは「ケース」ではなく「ケア」であることから「ケアマネジメント」という用語が使用されるようになった。わが国でも、介護保険制度の開始以降は「ケアマネジメント」としている。したがって、「ケアマネジメント」と「ケースマネジメント」は、ほぼ同義であるといってよい。

ケースカンファレンス／ケアカンファレンス
〔case conference/care conference〕
適切なサービスが提供できるように援助者が集まり、連絡調整や情報交換、討議などを行う会議のことをいう。また、スーパーバイザーからの指導・助言が行われることもある。

高齢者のための国連原則
1991年の国連総会で採択されたものであり、①自立、②参加、③介護、④自己実現、⑤尊厳、の領域における高齢者の地位について普遍的な基準を定めている。各国政府はできる限り、これを国内プログラムに盛り込むこととされている。

国際ソーシャルワーカー連盟（ＩＦＳＷ）
〔international federation of socialworkers〕
スイスのジュネーブに本部を置く国際組織であり、ソーシャルワークの標準や倫理を定め、ソーシャルワーカーの労働条件や組織率などの向上を図り、平和と人権を守る活動を積極的に行っている。なお、国際ソーシャルワーカー連盟への加盟資格が1ヵ国1団体であるため、日本では、①日本ソーシャルワーカー協会、②日本社会福祉士会、③日本医療社会福祉協会、④日本精神保健福祉士協会、が国内調整団体として「日本ソーシャルワーカー連盟」を組織し加盟している。

コーズ
〔Kohs, Samuels 1890-1984〕
アメリカのソーシャルワーク研究者。『ソーシャルワークの根源』（1966）において、ソーシャルワークの価値の根源を求めていく中で、その基本的な諸価値は単一の哲学から導き出されるものではないとした。

コーディネーション
〔coordination〕
ソーシャルワークにおける連絡・調整の機能を指し、機関や施設、団体などの間に対等な関係を創造し、それぞれが最大限にその特性を発揮できるように調整することをいう。

コミュニティ・オーガニゼーション
〔community organization〕
ソーシャルワークの技術の1つで、間接援助技術に

位置づけられる。地域を対象とする援助であること
から地域援助技術・地域組織化活動ともいう。「ニ
ード・資源調整説」「インターグループワーク説」
「地域組織化説」「地域開発・社会計画・ソーシャ
ルアクションの3つのモデル」などが挙げられる。

自己実現

〔self-actualization〕

自分の達成すべき目標をみつけ、自分の可能性を発
揮すること。マズロー（Maslow, A. H.）は生理的、
心理的な欲求が満たされた結果として、本来の自己
を実現しようとする欲求が現れると考えた。ロジャ
ーズ（Rogers, C. R.）は、人間は自らのもつ潜在的
能力を達成しようとする自己実現の動機を備えてい
ると述べた。

慈善組織協会（COS）

〔charity organization society〕

1869年、ロンドンに設立された。無差別による慈
善的な救済の乱立の弊害をなくすために設立され、
慈善団体の連絡、調整、組織化および救済の適正化
を図ることを目的とした。のちにアメリカやわが国
に多大な影響を及ぼし、今日のケースワークやコミ
ュニティ・オーガニゼーションの先駆をなした。

児童の権利に関する条約

18歳未満を「児童」と定義し、国際人権規約にお
いて定められている権利を児童について展開し、児
童の人権の尊重と確保の観点から必要となる事項を
定めている。1989年の国連総会において採択され、
1990年に発効しており、わが国は1994（平成6）
年に批准している。

社会改良運動

社会問題の改良を通じて社会変革を実現しようとす
る運動をいう。歴史的には、青少年団体運動やセツ
ルメント運動などが代表的な例として挙げられる。

社会活動法（ソーシャルアクション）

〔social action〕

間接援助技術の1つ。地域社会に生じるさまざまな
福祉課題に対し、当事者や地域住民が課題の解決や
望ましい社会の実現を目的に、環境や制度の変革を
目指すソーシャルワーク実践をいう。なお、社会活
動法には、世論の喚起や集会・署名・請願・陳情な
どによる議会や行政機関への要求行動が含まれる。

社会正義

「人権」とともにソーシャルワークの基盤となる原
理。日本社会福祉士会の倫理綱領では、原理の1つ
として「社会福祉士は、差別、貧困、抑圧、排除、
無関心、暴力、環境破壊などの無い、自由、平等、
共生に基づく社会正義の実現をめざす」とされてい
る。

社会福祉運営管理法（ソーシャル・ウェルフェア・アドミニストレーション）

〔social welfare administration〕

間接援助技術の1つ。社会福祉施設や機関などが福
祉サービスの合理的かつ効果的な展開・発展を図る
ためのソーシャルワーク実践をいう。今日では、社
会福祉政策や社会福祉行政の運営についても用いら
れている。

社会福祉協議会

社会福祉法109条で「地域福祉の推進を図ることを
目的とする団体」と位置づけられた社会福祉法人で
ある。各都道府県、区市町村に設置されている。た
とえば、高齢者福祉への取組みには、日常生活の見
守りや支援を必要とする人びとを、近隣で連携して
支え合う「小地域ネットワーク活動」がある。行政
庁の職員は市町村社協の役員になることができる
が、役員総数の5分の1を超えてはならないことが
規定されている。

社会福祉計画法（ソーシャル・ウェルフェア・プランニング）

〔social welfare planning〕

間接援助技術の1つ。社会保障問題や高齢者問題な
どの福祉課題に対応し、国民の生活の安定を図る計
画的・予防的なソーシャルワーク実践をいう。社会
の動向を見据え、一定の目標実現に向け、社会体系
あるいは社会の一部を合理的に変革し、望ましい方
向へ改善するものである。

社会福祉士

1987（昭和62）年に社会福祉士及び介護福祉士法が成立し、これにより社会福祉士はソーシャルワークにおける専門職としての明確な位置づけがされた。2条1項において社会福祉士は「第28条の登録を受け、社会福祉士の名称を用いて、専門的知識及び技術をもつて、身体上若しくは精神上の障害があること又は環境上の理由により日常生活を営むのに支障がある者の福祉に関する相談に応じ、助言、指導、福祉サービスを提供する者又は医師その他の保健医療サービスを提供する者その他の関係者との連絡及び調整その他の援助を行うことを業とする者をいう」と定義されている。

社会福祉士及び介護福祉士法

1987（昭和62）年、①高齢化に伴う福祉ニーズの増大や多様化に対する専門的援助の必要性、②新しい供給システムに伴う福祉サービスの健全育成と質の確保、③福祉専門職の資格制度確立の要請、などを背景に制定された法律。この法律の目的は「社会福祉士及び介護福祉士の資格を定めて、その業務の適正を図り、もつて社会福祉の増進に寄与すること」（1条）とされている。

社会福祉士の行動規範

「社会福祉士の倫理綱領」に基づいて、社会福祉士が社会福祉実践において従うべき行動を示したもの。

障害者の権利に関する条約

障害者の人権と基本的自由の享有を確保し、障害者の固有の尊厳の尊重を促進することを目的として、障害者の権利の実現のための措置などについて定めている。2006年の国連総会において採択され、2008年に発効しており、2014（平成26）年にわが国についても効力を発生させている。

情報公開／情報開示

〔information disclosure〕

社会福祉の制度やサービスに関する情報の提供や開示は、利用者の主体的なサービス選択を支えるために欠くことのできないものである。現在ではインタ

ーネットによるウェブサイトを活用することで、容易に情報を得ることが可能となった。代表的な福祉・保健・医療の総合情報サイトとして、独立行政法人福祉医療機構が運営するWAM NETがある。ITの発展と普及によって多くの国民が恩恵を受けているが、一方で情報リテラシーやアクセシビリティ、デジタル・ディバイドや情報セキュリティなどに関する課題への対応も必要である。

女子に対するあらゆる形態の差別の撤廃に関する条約

男女の完全な平等の達成に貢献することを目的として、女子に対するあらゆる差別を撤廃することを基本理念としている。また、「女子に対する差別」を定義し、締約国に対して、政治的および公的活動、経済的および社会的活動における差別の撤廃のために適当な措置をとることを求めている。1979年の国連総会において採択され、1981年に発効しており、わが国は1985（昭和60）年に締結した。

自立支援

社会において自立した生活、主体的な生活を営むための生活力を育てることをいう。自立した生活とは、どこに住むのか、どのように住むのか、どのように生活を営むのかなどを選択する自由であるといえる。つまり、何でも自分1人で行うといったものではなく、必要な援助を受けながらも、自分で選択し決定するという意味に捉えることができる。そのような意味においては、「自律」と表現することも考えられる。

診断主義

「診断派」とも呼ばれるケースワークの理論学派の1つ。フロイト（Freud, S.）の精神分析理論を基盤とし、利用者のパーソナリティの構造を生育歴や家族関係の中から明らかにし、自我の強化を図ることを通して、社会環境に対する適応能力を高めようとする立場をとった。

スティグマ

〔stigma〕

もともとの意味は奴隷や犯罪者の体に刻まれた徴である。多数派集団において正統とされる文化や規範

を欠く少数派集団に対しては、その属性から否定的なレッテルが貼られ、その集団に属する者は正常から逸脱した者とみなされ、他者からの軽視と不信をかう。それは被差別的な地位のシンボルという意味で汚点（スティグマ）となり、社会的な差別を発生させるとされる。

生活の質（QOL）
〔quality of life〕
「生命の質」「生活の質」「人生の質」などと訳される。さまざまな生活場面を質的に捉える概念である。わが国では 1970 年代以降、「心の貧困」が指摘され「心の豊かさ」が強調されるようになり、社会福祉分野において QOL を重視する必要性が語られている。

精神保健福祉士
精神保健福祉士法 2 条において「精神保健福祉士とは、第 28 条の登録を受け、精神保健福祉士の名称を用いて、精神障害者の保健及び福祉に関する専門的知識及び技術をもって、精神科病院その他の医療施設において精神障害の医療を受け、又は精神障害者の社会復帰の促進を図ることを目的とする施設を利用している者の地域相談支援の利用に関する相談その他の社会復帰に関する相談に応じ、助言、指導、日常生活への適応のために必要な訓練その他の援助を行うことを業とする者をいう」とされている。精神保健の分野では、1950 年代より、精神科ソーシャルワーカー（PSW）が医療機関を中心に活躍してきた歴史がある。一方、精神保健福祉士は、1997（平成 9）年に誕生した精神保健領域におけるソーシャルワーカーの国家資格である。

精神保健福祉士法
1997（平成 9）年、精神障害者の医療機関への入院の長期化の解消や精神障害者の社会復帰の促進などの観点から制定された法律。この法律の目的は「精神保健福祉士の資格を定めて、その業務の適正を図り、もって精神保健の向上及び精神障害者の福祉の増進に寄与すること」（1 条）とされている。

精神保健福祉法（精神保健及び精神障害者福祉に関する法律）
精神障害者の医療および保護を行い、障害者総合支援法とあいまって、社会復帰の促進および自立と社会経済活動への参加の促進に必要な援助を行い、発生予防、その他国民の精神保健の向上を図ることを目的とした法律。

セツルメント運動
〔settlement〕
知識と人格を兼備する有産階級の人びとがスラム地域に住み込み、スラム地域の人たちとの知的および人格的交流を通じて、福祉の向上を図ろうとするもの。バーネット夫妻（Barnett, S. & Barnett, H.）を中心とするトインビー・ホール（1884 年）の設立によって本格化した。

ソーシャル・インクルージョン（社会的包摂）
〔social inclusion〕
すべての人びとを、その属性（性別、年齢、身体的・精神的状況、宗教的・文化的背景、経済状況等）にかかわらず、孤立、孤独、排除、摩擦などから守り、社会の構成員として包み込み、支えあう理念をいう。なお、この理念は、社会福祉士の倫理綱領において、「社会に対する倫理責任」の 1 つとして唱えられている。

ソーシャル・エクスクルージョン（社会的排除）
〔social exclusion〕
社会から追い出されること。現代的な貧困を認識する概念。経済的な意味での貧困だけでなく、貧困をもたらす要因となる生活環境や状態、そのプロセスをも含むニーズ把握のための概念として理解されている。これに対する概念として「ソーシャル・インクルージョン」がある。これは人間関係の中に生じる格差や障壁を作り出す構造を解消し、すべての人が平等で、尊厳のある生活を営むことのできる社会を構築するための概念である。

ソーシャルワークのグローバル定義
2014 年 7 月にオーストラリアのメルボルンで開催された国際ソーシャルワーカー連盟（IFSW）、国

際ソーシャルワーク学校連盟（IASSW）の総会および合同世界会議において採択された。定義の改正のポイントとして、①社会を変えていく役割を強調したこと、②マクロレベル（政治レベル）の取組みを強調したこと、③ソーシャルワークは学問であるとしたこと、④欧米中心主義からの脱却を図ったこと、⑤グローバル定義をもとに重層定義（ナショナル・リージョナル）の展開が認められたこと、などが挙げられる。

ソーシャルワークの定義

2000 年 7 月に国際ソーシャルワーカー連盟が採択した定義では、ソーシャルワークを「ソーシャルワーク専門職は、人間の福利（ウェルビーイング）の増進を目指して、社会の変革を進め、人間関係における問題解決を図り、人びとのエンパワーメントと解放を促していく。ソーシャルワークは、人間の行動と社会システムに関する理論を利用して、人びとがその環境と相互に影響し合う接点に介入する。人権と社会正義の原理は、ソーシャルワークの拠り所とする基盤である」としている。したがって、ソーシャルワークによる介入の範囲は、個人に焦点を置いた心理社会的プロセスから社会政策、社会計画および社会開発への参画にまで及ぶものである。

代弁機能

ソーシャルワークの機能の 1 つ。援助者が、権利や要求などを表現できず具体的にそれらを実現できない利用者を弁護し、代弁することをいう。

タスクゴール

〔task goal〕
地域援助技術の評価過程において、目標が達成できたか否かを測ることをいう。課題の達成度や財政効果の程度、住民のニーズの充足度、援助にかかわった機関や団体の貢献度などを確認する。

ターミナルケア

「人生の最期」において、その人の人格や QOL（quality of life、生活の質）を尊重し、残された人生をその人らしく生きていけるように援助を進めるケアをいう。

地域援助技術（コミュニティワーク）

〔community work〕
間接援助技術の 1 つ。地域社会で生じる諸問題に対し、地域住民が主体的・組織的・計画的に解決していけるように、公私の専門機関が側面的な援助を行うソーシャルワーク実践をいう。なお、コミュニティソーシャルワークといった場合、地域を基盤に展開する援助である点においてはコミュニティワークに類似するが、専門職だけではなく、当事者や地域住民との連携・協働による援助（ソーシャルサポート・ネットワーク）を重視する傾向が強い。

地域診断

コミュニティワークにおいて、対象となる地域を客観的指標や観察を通して、地域ごとの問題・特徴を把握することをいう。

地域組織化

一般的には、地域における問題解決に主体的に取り組めるように、住民を組織化する活動をいう。ロス（Ross, M.）は、コミュニティ・オーガニゼーションの定義として「地域組織化説」を提唱した。

地域福祉計画

市町村によって策定される地域福祉の推進に関する計画のこと。社会福祉法 107 条に定められている。①地域におけるサービスの適切な利用の推進、②地域における社会福祉を目的とする事業の健全な発達、③地域福祉に関する活動への住民の参加の促進、などに関する事項を一体的に定めることとされている。

地域包括支援センター

高齢者の生活を地域でサポートするための拠点として設置されている機関。介護予防、ケアマネジメント、総合相談、権利擁護、包括的・継続的ケアマネジメントの 4 つを業務の柱としている。社会福祉士や主任ケアマネジャー、保健師などが配置される。

チーム・アプローチ

〔team approach〕
利用者の抱えるニーズは複雑化、多様化しており、

1人の援助者によるサポートでは対処できない場合が多い。よって、他の援助者や専門職者とチームを組んで利用者の課題に対応していく必要がある。そのような援助者側の取組みをいう。

チーム・ケア
〔team care〕
医療・保健・福祉などの専門職がチームを組織し、それぞれの知識や技能を駆使しながら利用者のケアに取り組むことをいう。適切なチーム・ケアには、互いの専門性の理解と尊重、共通の理念や目標をもつことが必要となる。なお、専門職ではないボランティアや民生委員などが含まれることもある。

仲介機能
ソーシャルワークの機能の1つ。援助者が、利用者の抱えるニーズと社会資源とを効果的に結びつけることをいう。

調停機能
ソーシャルワークの機能の1つ。援助者が、問題や葛藤に直面している2人以上の当事者が合意に至るよう図ったり、集団や組織の合意形成が可能になるよう援助することをいう。

トインビー・ホール
〔Toynbee Hall〕
1884年、ロンドン郊外のイースト・エンドに建てられた世界最初のセツルメントハウスである。運動に身を投じ31歳の若さで亡くなったトインビー（Toynbee, A.）を記念して、その運動を引き継いだバーネット（Barnett, S.）の指導のもとで設立された貧困者などの社会的弱者のための施設。

留岡幸助
〔1864-1934〕
牧師。慈善事業家。同志社英学校卒業後、空知集治監（監獄）の教誨師として赴任し感化教育の重要性を認識する。その後、監獄問題や感化教育施設を実地に学ぶため渡米。帰国後、巣鴨家庭学校を創設する。その後も地方改良運動に取り組み、1914（大正3）年に北海道社名淵に家庭学校社名淵分校（現在の北海道家庭学校）を創設し、感化事業を実践した。

永井三郎
社会福祉学者。グループワークを中心に多数の著書、訳書がある。1949（昭和24）年に著書『グループ・ワーク―小団指導入門』において、青少年のグループ活動やクラブ活動に携わる指導者を対象に、グループワークの基本的な考え方について語っている。

仲村優一
〔1921-2015〕
社会福祉学者。日本社会事業大学や放送大学、淑徳大学などで研究・教育に携わる。1956（昭和31）年に論文「公的扶助とケースワーク」を著し、ケースワークと公的扶助は一体としてあるべきと述べた。これに対し、当時日本福祉大学の教授であった岸勇は、公的扶助とケースワークを分離させようとする立場をとった。これに始まる論争を「岸・仲村論争（仲村・岸論争）」という。

ニーズ・資源調整説
1939年の全米社会事業会議で採択された「レイン報告書」による考え方。コミュニティ・オーガニゼーションの目的は、社会資源と地域のニーズを変化に合わせて効果的に調整していくことにあるとした。

認定社会福祉士制度
社会福祉士の実践力を担保する民間認定の仕組みとして制定され、認定社会福祉士認証・認定機構によって2012（平成24）年度から運用が開始された。これにより「認定社会福祉士」は、福祉課題に対し高度な専門知識と熟練した技術を活用して個別の支援や多職種との連携、地域福祉の増進を実践することのできる能力を有した者となる。一方、「認定上級社会福祉士」は前述の認定社会福祉士の有する能力をさらに高め、また人材の育成において他の社会福祉士に対する指導的役割を担い、実践の科学化を行うことのできる能力を有する者とされる。

バーネット
〔Barnett, Samuel Augustus 1844-1913〕
世界初のセツルメントハウスとされるトインビー・ホールの初代館長。妻のヘンリエッタ（Barnett,

H.）とともに、貧困者の救済に尽力し、セツルメント運動を展開した。

ハル・ハウス
〔Hull-House〕

1889 年にシカゴに開設されたセツルメントハウス。創設者はアダムス（Addams, J.）とスター（Starr, E.）とされる。

秘密保持
〔confidentiality〕

バイステック（Biestek, F. P.）の示したケースワークの原則の１つであり、自身の秘密をしっかり守りたいという利用者のニーズから導き出される。援助を展開する中で知り得た情報は公にせず、利用者のプライバシーや秘密を守り、信頼感を保つことをいう。それにより利用者は自らの問題について語ることが可能となる。

貧困撲滅とソーシャルワーカーの役割に関する国際方針文書

2010 年に国際ソーシャルワーカー連盟（IFSW）によって定められた。この方針文書では、「政策の背景」「貧困により派生する問題」「貧困緩和へのアプローチ」「人権と倫理」「ソーシャルワーカーの役割」「政策声明」などに触れ、貧困の根絶を実現するためのソーシャルワーカーの役割について述べている。

福祉組織化

地域におけるニーズを解決していくために、問題を抱える当事者を中心として社会福祉機関・団体、施設などを組織化すること。岡村重夫は、「福祉組織化」と「一般地域組織化」をともに地域福祉の構成要素としている。

ブース
〔Booth, Charles James 1840-1916〕

イギリスの研究者、実業家。17 年にわたって実施したロンドン調査はその報告書『ロンドン民衆の生活と労働』（全 17 巻）にまとめられ、人口の３割が貧困線以下にあり、その原因が低賃金等の雇用上の問題に起因することを明らかにした。

フレックスナー
〔Flexner, Abraham 1866-1959〕

1915 年の全米慈善・矯正会議において、専門職の特質として、①個人的責任を伴う知的な仕事であること、②学識に裏付けられたものであること、③実際的目的のためであること、④教育的に他に伝達可能な技術があること、⑤専門職団体・組織をつくること、⑥利他主義的であること、を挙げ「ソーシャルワークは現段階では専門職に該当しない」と結論づけた。

フロイト
〔Freud, Sigmund 1856-1939〕

オーストリアの精神科医。精神分析の創始者。ヒステリーの患者の治療に関する研究から、人間には意識の奥底に自らも気づいていない無意識が存在すると主張し、独自の力動精神医学、人格理論、発達理論などを体系化したことで有名。

プロセスゴール
〔process goal〕

地域援助技術の評価過程において、計画の立案から実施に至るまでの住民の参加意識や連帯感、機関や団体の協働体制などを確認することをいう。

プロベーション制度
〔probation〕

刑の宣告猶予と更生指導を組み合わせた制度。歴史的には、1841 年にオーガスタス（Augustus, J.）が行った禁酒法違反の青年に対する教育事業に起源があるとされる。アダムス（Addams, J.）によって創設されたハル・ハウスにおける少年裁判所の設置運動は、この制度から発展したものであった。

ベーム
〔Boehm, Werner 1933-2011〕

アメリカのソーシャルワーク研究者。論文「ソーシャル・ワークの性格」（1958）において、ソーシャルワークの社会的責任について述べながらも、それはその社会で支配的な価値とあらゆる点で一致するような一組の価値をソーシャルワークに賦与することを意味するものではないとした。

ベンサム

〔Bentham, Jeremy 1748-1832〕

イギリスの哲学者で功利主義の提唱者。功利主義とは、社会の善悪の判断基準を、理性や客観的な真理ではなく、功利性（社会全体の利益）に求める思想をいう。ベンサムは正しい行為や政策とは、個人の幸福の総計が社会全体の幸福であり、社会全体の幸福を最大化すべきといった「最大多数の最大幸福」をもたらすものであると論じた。

保護機能

ソーシャルワークの機能の１つ。援助者が、生存の危機や社会生活上の困難に直面している利用者に対して、保護と権利を保障することをいう。

三好豊太郎

〔1894-1990〕

社会福祉学者。日本にケースワークを導入した人物の１人。1924（大正13）年に論文「『ケースウォーク』としての人事相談事業」を著し、社会事業におけるケースウォーク（ケースワーク）の重要性を論じた。

ミルフォード会議

1920年代、ケースワークの基礎確立期に、アメリカのペンシルベニア州ミルフォード市において開催された分野の異なるケースワーク機関の代表者による会議をいう。1929年の報告書『ソーシャル・ケースワーク―ジェネリックとスペシフィック』によると、「ケースワークは、あらゆる領域において共通するスキルを有すること（ジェネリック）を確認した」とされている。

民生委員

民生委員法に基づき、同じ住民の立場から地域の要援護者等へ相談援助を行う者のこと。都道府県知事の推薦を受けて厚生労働大臣が委嘱する。児童委員も兼務する。また、民生委員の定数は、厚生労働大臣の定める基準に従い、都道府県知事が市町村長の意見を聞いて決める。

友愛訪問

〔friendly visiting〕

貧困家庭などを訪問し、人格的影響を与えることによって自立を指導する活動をいう。歴史的には19世紀の後半から慈善組織協会によって実施された。リッチモンド（Richmond, M. E.）は『貧困者への友愛訪問』（1899）の中で「貧困者の家庭の喜び、悲しみ、感情、そして人間全体に対する考え方を共感をもって常に身近に知ることを目指すもの」と定義した。

ランク

〔Rank, Otto 1884-1939〕

フロイト（Freud, S.）の弟子であったが、後に袂を分かつ。意志心理学を示し、ケースワークにおける機能主義の形成に大きな影響を与えた。

リスクマネジメント

〔risk management〕

リスク（危機・危険）が起こる可能性、その可能性を生む要因や背景、また万が一リスクが生じた場合の対応などを観察・監視すること。2002（平成14）年に「福祉サービスにおける危機管理（リスクマネジメント）に関する取り組み指針～利用者の笑顔と満足を求めて」が策定された。本指針の中で、福祉サービスにおけるリスクマネジメントの考え方として、管理的な側面を強めるよりも、質の高いサービスを提供しながら事故を予防することの重要性が指摘された。

リッチモンド

〔Richmond, Mary Ellen 1861-1928〕

ケースワークという用語を初めて用い、「ケースワークの母」と呼ばれる。1917年『社会診断』を著す。また、『ソーシャル・ケースワークとは何か』（1922）の中で「ソーシャル・ケースワークは、人間と社会環境の間を、個別的、意識的に調整することを通じて、その人のパーソナリティを発達させる諸過程からなる」と定義した。リッチモンドはヘレン・ケラーの家庭教師サリヴァン（Sullivan, A.）の影響を強く受け、環境条件の改善から援助の展開を図るという立場をとった。

リレーションシップゴール

〔relationship goal〕

地域福祉計画の評価を行う際の１つの目標である。現状のあり方にどの程度の変化をもたらしたか、という地域社会の変革を目標とする。組織間の関係を変えていくことを重視する。

倫理綱領

〔code of ethics〕

専門職としての倫理的責任を明確にし、社会に表明するもの。行動規範であるとともに、社会に表明することによって専門職の独善を防ぐ役割も果たす。福祉分野の倫理綱領として、「社会福祉士の倫理綱領」「介護福祉士の倫理綱領」「精神保健福祉士の倫理綱領」などがある。

倫理的原則のスクリーン／倫理原則選別リスト

〔ethical principles screen〕

倫理的ジレンマに陥った際、解決が困難なケースの対処方法として、ドルゴフ（Dolgoff, R.）らによって示された原則。最も重視される原則から順に、①生命の保護、②平等と不平等、③自己決定と自由、④危害最小、⑤生活の質、⑥個人情報と守秘義務、⑦誠実と開示、とされている。

レイン報告

アメリカにおいて、レイン（Lane, R.）を委員長として 1939 年にまとめられた報告書。コミュニティ・オーガニゼーションの機能について、地域におけるニーズと社会資源を調整するものとした。この説は、「ニーズ・資源調整説」として知られている。

レヴィ

〔Levy, Charles〕

アメリカのソーシャルワーク研究者。『ソーシャルワーク倫理の指針』（1993）において、倫理を「人間関係およびその交互作用に価値が適用されたもの」と規定し、人間関係における行動に直接影響を及ぼす点に特色があるとした。

連携会議

援助の調整を図ることを目的に、さまざまな専門職が協議し、一体的に利用者の抱える問題に対処していくための会議をいう。

ロス

〔Ross, Murray George 1910-2000〕

コミュニティ・オーガニゼーションの機能を、住民が主体となって地域を組織化し、問題を解決できるように働きかけることであるとした。「地域組織化説」と呼ばれている。著作に『コミュニティ・オーガニゼーション―理論・原則と実際』がある。

ロスマン

〔Rothman, Jack 1927- 〕

コミュニティ・オーガニゼーションの実践アプローチを、①目標の決定や活動において住民参加を重視し、地域社会の協働的な問題解決能力を強調した「地域開発モデル（小地域開発モデル）」、②専門技術的な過程を重視し、合理的に統制された変革や社会資源の配分に高い関心を置いた「社会計画モデル」、③不利な立場にある住民の発言権を増大させ、待遇の改善や社会資源の開発を通して権力構造の変革を目指した「ソーシャルアクションモデル」、に分類した。

YMCA

〔Young Men's Christian Association〕

キリスト教青年会。1844 年、産業革命下のロンドンにおいて、若年労働者たちの祈りの会としてウィリアムズ（Williams, G.）らによって設立された。現在では、キリスト教の精神を基盤に、人間としての豊かな成長と平和で公正な社会の実現を目指して「チャイルド・ケア」「ボランティア」「健康教育」「学校教育」など、さまざまな事業を展開している。YMCA やボーイスカウトの活動は、グループワークの源流とされる。

グローバルソーシャルワーク倫理声明文
（Global Social Work Statement of Ethical Principles）

2018 年 7 月 2 日

倫理原則に関するグローバルソーシャルワークの声明文

　本倫理声明文（以下、声明文という）は、可能な限り最高基準の専門性で働くことを目標として努力するソーシャルワーカーへの包括的な枠組みとなります。

　ソーシャルワーク実践者、教育者、学生、そして研究者として本声明文を承諾することは、本原則書で述べられているソーシャルワーク専門職の核心的な価値や原則を守るという私たちの義務を意味します。

　多くの価値と倫理原則が、私たちにソーシャルワーカーとしての機能する上での示唆を与えます。この事実は、2014 年に国際ソーシャルワーカー連盟により採択されたソーシャルワークのグローバル定義に示された多層的性質を持ち、地域および国での展開を促すものとなりました。

　ソーシャルワークの定義を含むすべての国際ソーシャルワーカー連盟の方針は、これらの倫理原則に由来しています。

> 　ソーシャルワークは、社会変革と社会開発、社会的結束、および人々のエンパワメントと解放を促進する、実践に基づいた専門職であり学問である。社会正義、人権、集団的責任、および多様性尊重の諸原理は、ソーシャルワークの中核をなす。ソーシャルワークの理論、社会科学、人文学、および地域・民族固有の知を基盤として、ソーシャルワークは、生活課題に取り組みウェルビーイングを高めるよう、人々やさまざまな構造に働きかける。
>
> （http://ifsw.org/get-involved/global-definition-of-social-work/）

原則：
1. 人間固有の尊厳の認識
　ソーシャルワーカーは態度、言葉、行動において、すべての人間の固有の尊厳と価値を認識し、尊重します。私たちはすべての人々を尊重しますが、彼ら自身または他の人々をおとしめたり汚名を着せたりする人たちの信条や行動に対して挑みます。

2. 人権を促進する
　ソーシャルワーカーは、すべての人間の基本的で不可譲の権利を受容し、推進します。ソーシャルワークはすべての人々の本質的な価値と尊厳、そしてこれに伴う個人や社会・公民権の尊重を基本とします。ソーシャルワーカーはしばしば、競合する人権の適切な合意点を見つけるために人々と働きます。

3. 社会的正義を促進する
　ソーシャルワーカーは社会全般、そして一緒に働いている人々に関連して、社会的正義を達成するために人々に関与する責任があります。これは、以下を意味します。

3.1. 差別や制度的な迫害への挑戦

ソーシャルワーカーは社会全般、そして一緒に働く人々に関連して社会的正義を促進します。

ソーシャルワーカーは差別に対して挑戦します。これには年齢、能力、民法上の身分、階級、文化、民族、性別、性同一性、言語、国籍（またはそれがないこと）、意見、その他の身体的特徴、身体または精神的能力、政治的信念、貧困、人種、関係上の立場性、宗教、性、性的指向性、社会経済的地位、精神的信念、あるいは家族構成などが含まれますが、これらに限定されるものではありません。

3.2. 多様性の尊重

ソーシャルワーカーは、個人、家族、グループ、地域社会の違いを考慮に入れ、社会の民族的、文化的な多様性を尊重して、どのような人でも受け入れるような地域社会を強化しようとします。

3.3. 資源への公平なアクセス

ソーシャルワーカーは、資源と富へのアクセスと公平な分配を提唱し、それを目指します。

3.4. 不当な方針や実践への挑戦

ソーシャルワーカーは、方針や資源が不十分またはその方針や実践が圧政的、不公平あるいは有害な状況である場合には、自分の雇用者、政策立案者、政治家、そして公衆への啓発に努めます。それによって、ソーシャルワーカーが罰せられることがあってはなりません。

ソーシャルワーカーは、自身の安全や安心を脅かすかもしれない状況を認識しなければなりません。そして、このような状況においては賢明な選択をしなければなりません。ソーシャルワーカーは、自身が危険にさらされるような時には、行動することを強制されません。

3.5. 連帯の構築

ソーシャルワーカーは、コミュニティで同志とともに、職業範囲の内外において積極的に働きかけ、包摂的で責任性のある社会を構築し、変革に向うために、結束のネットワークを築く。

4. 自己決定の権利を促進する

ソーシャルワーカーは、人々が自身で選択し決定をするという権利を尊重し促進します。ただし、これが他者の権利や正当な利益を脅かしてはなりません。

5. 参加する権利を促進する

ソーシャルワーカーは、決定や行動が人々の生活に影響を及ぼすようなすべての局面において、その人々の自尊心と能力を築くこと、そして全面的な関与と参加を促進するように努めます。

6. 秘密保持とプライバシーの尊重

6.1. ソーシャルワーカーは、自身、他者やその他の法的制限に悪影響を与えるリスクがない限り、人々の秘密保持とプライバシーの権利を尊重してそれに従います。

6.2. ソーシャルワーカーは、このような秘密保持やプライバシーの限界について、自分がかかわる人々に伝えます。

7. 人々を全人的にとらえる

ソーシャルワーカーは、人々の生活の生物的、心理的、社会的、精神的な局面を認識し、すべての人々を全人的にとらえ理解し対応します。このような認識は、ソーシャルワーカーがかかわる人々、組織、コミュニティの完全参加の下で、全人的アセスメントと介入方法を策定するために取り入れられます。

8. 技術やソーシャルメディアの倫理的使用

8.1. 本声明文の倫理的原則は、直接的対面的接触またはデジタル技術やソーシャルメディアの使用を通じて関わっていくかどうかに関わらず、ソーシャルワークの実践、教育、研究のすべての内容に適用されます。

8.2. ソーシャルワーカーは、デジタル技術やソーシャルメディアの使用が多くの倫理基準の実践を脅かすかもしれないことを認識しなければならず、これにはプライバシーや秘密保持、利害の対立、適格性、そして文書が含まれますが、これらに限定されるものではありません。技術を使用するときは非倫理的な実践を防ぐために必要な知識とスキルを得ることが必要です。

9. 専門的な誠実さ

9.1. 各国の協会と組織は、地域の状況を考慮しながら本声明文と一貫性がもたせて独自の倫理規定または倫理指針を定期的に作成、更新する責任があります。また、各国の組織は、ソーシャルワーカーやソーシャルワークの学校に本倫理原則書や独自の倫理指針について伝える責任も持っています。ソーシャルワーカーは、自国の最新の倫理規定、または指針に沿って行動すべきです。

9.2. ソーシャルワーカーは、自らの業務を遂行するのに必要な資格を有し、スキルとコンピテンシーを高めて維持しなければなりません。

9.3. ソーシャルワーカーは平和と非暴力を支持します。ソーシャルワーカーは、人道的目的で軍関係者と協力して働き、平和構築と再構築を図ることができます。軍内または平和維持の状況において作業するソーシャルワーカーは、常に人々の尊厳と行為主体性を主要な焦点として支援しなければなりません。ソーシャルワーカーは、自分の知識やスキルを拷問、軍事偵察、テロ、または転向療法のような非人道的な目的に使用したり、自身の専門的または個人的な能力を武器として人々に対して使用したりしてはなりません。

9.4. ソーシャルワーカーは、誠実性をもって行動しなければなりません。これには、自分の権力と、自分が関わる人々との信頼関係を悪用しないこと、個人と職務生活の境界を認識して、自分が物質的恩恵または利益を得るために自分の立場を悪用しないことなどが含まれます。

9.5. ソーシャルワーカーは、文化や国によっては小さな贈り物をやり取りすることがソーシャルワークの一部であり、文化的経験であることを認識します。このような状況は、その国家における倫理綱領で言及すべきです。

9.6. ソーシャルワーカーは、職業上、私生活、そして社会生活において、職業上そして個人的に自身を必要に応じて、自己管理する義務があります。

9.7. ソーシャルワーカーは、一緒に働く人々、同僚、雇用主、職能団体、そして地域、国家、国際法や協定に対して自分の行動について説明責任があること、そしてこれらの説明責任は対立するかもしれず、すべての人々への損害を最小限にするためには折り合いを付けなければならないことを認識します。決定は常に経験的実証的根拠、実践の知恵と、倫理的、法的そして文化的な考慮による情報に基づかなければなりません。ソーシャルワーカーは、自分の決定の理由について透明性を確保するように準備しなければなりません。

9.8. ソーシャルワーカーや彼らを雇用する団体は、職場環境やその国において本声明文とその国の倫理綱領が討議され、評価され、支持されるような状況を作るように努めます。ソーシャルワーカーや従事する団体は、倫理的な情報に基づいた決定を促進するために、討議を助長し、討議に関わります。

「倫理声明文」は、2018 年の 7 月にアイルランドのダブリンの国際ソーシャルワーカー連盟（IASW）総会及び国際ソーシャルワーク学校連盟（IASSW）総会で承認されました。

出典）日本ソーシャルワーカー連盟（JFSW）国際委員会ウェブサイト.

社会福祉士の倫理綱領

2020 年 6 月 30 日採択

前文

　われわれ社会福祉士は、すべての人が人間としての尊厳を有し、価値ある存在であり、平等であることを深く認識する。われわれは平和を擁護し、社会正義、人権、集団的責任、多様性尊重および全人的存在の原理に則り、人々がつながりを実感できる社会への変革と社会的包摂の実現をめざす専門職であり、多様な人々や組織と協働することを言明する。

　われわれは、社会システムおよび自然的・地理的環境と人々の生活が相互に関連していることに着目する。社会変動が環境破壊および人間疎外をもたらしている状況にあって、この専門職が社会にとって不可欠であることを自覚するとともに、社会福祉士の職責についての一般社会及び市民の理解を深め、その啓発に努める。

　われわれは、われわれの加盟する国際ソーシャルワーカー連盟と国際ソーシャルワーク教育学校連盟が採択した、次の「ソーシャルワーク専門職のグローバル定義」（2014 年 7 月）を、ソーシャルワーク実践の基盤となるものとして認識し、その実践の拠り所とする。

ソーシャルワーク専門職のグローバル定義

　ソーシャルワークは、社会変革と社会開発、社会的結束、および人々のエンパワメントと解放を促進する、実践に基づいた専門職であり学問である。社会正義、人権、集団的責任、および多様性尊重の諸原理は、ソーシャルワークの中核をなす。ソーシャルワークの理論、社会科学、人文学、および地域・民族固有の知を基盤として、ソーシャルワークは、生活課題に取り組みウェルビーイングを高めるよう、人々やさまざまな構造に働きかける。この定義は、各国および世界の各地域で展開してもよい。

（IFSW：2014.7.）※注 1

　われわれは、ソーシャルワークの知識、技術の専門性と倫理性の維持、向上が専門職の責務であることを認識し、本綱領を制定してこれを遵守することを誓約する。

原理

Ⅰ（人間の尊厳）社会福祉士は、すべての人々を、出自、人種、民族、国籍、性別、性自認、性的指向、年齢、身体的精神的状況、宗教的文化的背景、社会的地位、経済状況などの違いにかかわらず、かけがえのない存在として尊重する。

Ⅱ（人権）社会福祉士は、すべての人々を生まれながらにして侵すことのできない権利を有する存在であることを認識し、いかなる理由によってもその権利の抑圧・侵害・略奪を容認しない。

Ⅲ（社会正義）社会福祉士は、差別、貧困、抑圧、排除、無関心、暴力、環境破壊などの無い、自由、平等、共生に基づく社会正義の実現をめざす。

Ⅳ（集団的責任）社会福祉士は、集団の有する力と責任を認識し、人と環境の双方に働きかけて、互恵的な社会の実現に貢献する。

Ⅴ（多様性の尊重）社会福祉士は、個人、家族、集団、地域社会に存在する多様性を認識し、それらを尊重する社会の実現をめざす。

Ⅵ（全人的存在）社会福祉士は、すべての人々を生物的、心理的、社会的、文化的、スピリチュアルな側面からなる全人的な存在として認識する。

倫理基準

Ⅰ クライエントに対する倫理責任

1. （クライエントとの関係）社会福祉士は、クライエントとの専門的援助関係を最も大切にし、それを自己の利益のために利用しない。
2. （クライエントの利益の最優先）社会福祉士は、業務の遂行に際して、クライエントの利益を最優先に考える。
3. （受容）社会福祉士は、自らの先入観や偏見を排し、クライエントをあるがままに受容する。
4. （説明責任）社会福祉士は、クライエントに必要な情報を適切な方法・わかりやすい表現を用いて提供する。
5. （クライエントの自己決定の尊重）社会福祉士は、クライエントの自己決定を尊重し、クライエントがその権利を十分に理解し、活用できるようにする。また、社会福祉士は、クライエントの自己決定が本人の生命や健康を大きく損ねる場合や、他者の権利を脅かすような場合は、人と環境の相互作用の視点からクライエントとそこに関係する人々相互のウェルビーイングの調和を図ることに努める。
6. （参加の促進）社会福祉士は、クライエントが自らの人生に影響を及ぼす決定や行動のすべての局面において、完全な関与と参加を促進する。
7. （クライエントの意思決定への対応）社会福祉士は、意思決定が困難なクライエントに対して、常に最善の方法を用いて利益と権利を擁護する。
8. （プライバシーの尊重と秘密の保持）社会福祉士は、クライエントのプライバシーを尊重し秘密を保持する。
9. （記録の開示）社会福祉士は、クライエントから記録の開示の要求があった場合、非開示とすべき正当な事由がない限り、クライエントに記録を開示する。
10. （差別や虐待の禁止）社会福祉士は、クライエントに対していかなる差別・虐待もしない。
11. （権利擁護）社会福祉士は、クライエントの権利を擁護し、その権利の行使を促進する。
12. （情報処理技術の適切な使用）社会福祉士は、情報処理技術の利用がクライエントの権利を侵害する危険性があることを認識し、その適切な使用に努める。

Ⅱ 組織・職場に対する倫理責任

1. （最良の実践を行う責務）社会福祉士は、自らが属する組織・職場の基本的な使命や理念を認識し、最良の業務を遂行する。
2. （同僚などへの敬意）社会福祉士は、組織・職場内のどのような立場にあっても、同僚および他の専門職などに敬意を払う。
3. （倫理綱領の理解の促進）社会福祉士は、組織・職場において本倫理綱領が認識されるよう働きかける。
4. （倫理的実践の推進）社会福祉士は、組織・職場の方針、規則、業務命令がソーシャルワークの倫理的実践を妨げる場合は、適切・妥当な方法・手段によって提言し、改善を図る。
5. （組織内アドボカシーの促進）社会福祉士は、組織・職場におけるあらゆる虐待または差別的・抑圧的な行為の予防および防止の促進を図る。
6. （組織改革）社会福祉士は、人々のニーズや社会状況の変化に応じて組織・職場の機能を評価し必要な改革を図る。

Ⅲ 社会に対する倫理責任

1. （ソーシャル・インクルージョン）社会福祉士は、あらゆる差別、貧困、抑圧、排除、無関心、暴力、環境破壊などに立ち向かい、包摂的な社会をめざす。
2. （社会への働きかけ）社会福祉士は、人権と社会正義の増進において変革と開発が必要であるとみなすとき、人々の主体性を活かしながら、社会に働きかける。
3. （グローバル社会への働きかけ）社会福祉士は、人権と社会正義に関する課題を解決するため、全世界のソーシャルワーカーと連帯し、グローバル社会に働きかける。

Ⅳ　専門職としての倫理責任

1. （専門性の向上）社会福祉士は、最良の実践を行うために、必要な資格を所持し、専門性の向上に努める。

2. （専門職の啓発）社会福祉士は、クライエント・他の専門職・市民に専門職としての実践を適切な手段をもって伝え、社会的信用を高めるよう努める。

3. （信用失墜行為の禁止）社会福祉士は、自分の権限の乱用や品位を傷つける行いなど、専門職全体の信用失墜となるような行為をしてはならない。

4. （社会的信用の保持）社会福祉士は、他の社会福祉士が専門職業の社会的信用を損なうような場合、本人にその事実を知らせ、必要な対応を促す。

5. （専門職の擁護）社会福祉士は、不当な批判を受けることがあれば、専門職として連帯し、その立場を擁護する。

6. （教育・訓練・管理における責務）社会福祉士は、教育・訓練・管理を行う場合、それらを受ける人の人権を尊重し、専門性の向上に寄与する。

7. （調査・研究）社会福祉士は、すべての調査・研究過程で、クライエントを含む研究対象の権利を尊重し、研究対象との関係に十分に注意を払い、倫理性を確保する。

8. （自己管理）社会福祉士は、何らかの個人的・社会的な困難に直面し、それが専門的判断や業務遂行に影響する場合、クライエントや他の人々を守るために必要な対応を行い、自己管理に努める。

注1. 本綱領には「ソーシャルワーク専門職のグローバル定義」の本文のみを掲載してある。なお、アジア太平洋（2016年）および日本（2017年）における展開が制定されている。

注2. 本綱領にいう「社会福祉士」とは、本倫理綱領を遵守することを誓約し、ソーシャルワークに携わる者をさす。

注3. 本綱領にいう「クライエント」とは、「ソーシャルワーク専門職のグローバル定義」に照らし、ソーシャルワーカーに支援を求める人々、ソーシャルワークが必要な人々および変革や開発、結束の必要な社会に含まれるすべての人々をさす。

出典）公益社団法人日本社会福祉士会ウェブサイト.

精神保健福祉士の倫理綱領

日本精神医学ソーシャル・ワーカー協会（1988 年 6 月 16 日制定／1991 年 7 月 5 日改訂／1995 年 7 月 8 日改訂）
日本精神保健福祉士協会（2003 年 5 月 30 日改訂）
社団法人日本精神保健福祉士協会（2004 年 11 月 28 日採択）
公益社団法人日本精神保健福祉士協会（2013 年 4 月 21 日採択／2018 年 6 月 17 日改訂）

前文
　われわれ精神保健福祉士は、個人としての尊厳を尊び、人と環境の関係を捉える視点を持ち、共生社会の実現をめざし、社会福祉学を基盤とする精神保健福祉士の価値・理論・実践をもって精神保健福祉の向上に努めるとともに、クライエントの社会的復権・権利擁護と福祉のための専門的・社会的活動を行う専門職としての資質の向上に努め、誠実に倫理綱領に基づく責務を担う。

目的
　この倫理綱領は、精神保健福祉士の倫理の原則および基準を示すことにより、以下の点を実現することを目的とする。

1. 精神保健福祉士の専門職としての価値を示す
2. 専門職としての価値に基づき実践する
3. クライエントおよび社会から信頼を得る
4. 精神保健福祉士としての価値、倫理原則、倫理基準を遵守する
5. 他の専門職や全てのソーシャルワーカーと連携する
6. すべての人が個人として尊重され、共に生きる社会の実現をめざす

倫理原則
1. クライエントに対する責務
(1) クライエントへの関わり
　精神保健福祉士は、クライエントの基本的人権を尊重し、個人としての尊厳、法の下の平等、健康で文化的な生活を営む権利を擁護する。

(2) 自己決定の尊重
　精神保健福祉士は、クライエントの自己決定を尊重し、その自己実現に向けて援助する。

(3) プライバシーと秘密保持
　精神保健福祉士は、クライエントのプライバシーを尊重し、その秘密を保持する。

(4) クライエントの批判に対する責務
　精神保健福祉士は、クライエントの批判・評価を謙虚に受けとめ、改善する。

(5) 一般的責務
　精神保健福祉士は、不当な金品の授受に関与してはならない。また、クライエントの人格を傷つける行為をしてはならない。

2．専門職としての責務

（1）専門性の向上
　精神保健福祉士は、専門職としての価値に基づき、理論と実践の向上に努める。

（2）専門職自律の責務
　精神保健福祉士は同僚の業務を尊重するとともに、相互批判を通じて専門職としての自律性を高める。

（3）地位利用の禁止
　精神保健福祉士は、職務の遂行にあたり、クライエントの利益を最優先し、自己の利益のためにその地位を利用してはならない。

（4）批判に関する責務
　精神保健福祉士は、自己の業務に対する批判・評価を謙虚に受けとめ、専門性の向上に努める。

（5）連携の責務
　精神保健福祉士は、他職種・他機関の専門性と価値を尊重し、連携・協働する。

3．機関に対する責務
　精神保健福祉士は、所属機関がクライエントの社会的復権を目指した理念・目的に添って業務が遂行できるように努める。

4．社会に対する責務
　精神保健福祉士は、人々の多様な価値を尊重し、福祉と平和のために、社会的・政治的・文化的活動を通し社会に貢献する。

倫理基準
1．クライエントに対する責務

（1）クライエントへの関わり
　精神保健福祉士は、クライエントをかけがえのない一人の人として尊重し、専門的援助関係を結び、クライエントとともに問題の解決を図る。

（2）自己決定の尊重
a　クライエントの知る権利を尊重し、クライエントが必要とする支援、信頼のおける情報を適切な方法で説明し、クライエントが決定できるよう援助する。
b　業務遂行に関して、サービスを利用する権利および利益、不利益について説明し、疑問に十分応えた後、援助を行う。援助の開始にあたっては、所属する機関や精神保健福祉士の業務について契約関係を明確にする。
c　クライエントが決定することが困難な場合、クライエントの利益を守るため最大限の努力をする。

（3）プライバシーと秘密保持
　精神保健福祉士は、クライエントのプライバシーの権利を擁護し、業務上知り得た個人情報について秘密を保持する。なお、業務を辞めたあとでも、秘密を保持する義務は継続する。
a　第三者から情報の開示の要求がある場合、クライエントの同意を得た上で開示する。クライエントに不利益を及ぼす可能性がある時には、クライエントの秘密保持を優先する。
b　秘密を保持することにより、クライエントまたは第三者の生命、財産に緊急の被害が予測される場合は、クライエントとの協議を含め慎重に対処する。

c 複数の機関による支援やケースカンファレンス等を行う場合には、本人の了承を得て行い、個人情報の提供は必要最小限にとどめる。また、その秘密保持に関しては、細心の注意を払う。
クライエントに関係する人々の個人情報に関しても同様の配慮を行う。
d クライエントを他機関に紹介する時には、個人情報や記録の提供についてクライエントとの協議を経て決める。
e 研究等の目的で事例検討を行うときには、本人の了承を得るとともに、個人を特定できないように留意する。
f クライエントから要求がある時は、クライエントの個人情報を開示する。ただし、記録の中にある第三者の秘密を保護しなければならない。
g 電子機器等によりクライエントの情報を伝達する場合、その情報の秘密性を保証できるよう最善の方策を用い、慎重に行う。

(4) クライエントの批判に対する責務
精神保健福祉士は、自己の業務におけるクライエントからの批判・評価を受けとめ、改善に努める。

(5) 一般的責務
a 精神保健福祉士は、職業的立場を認識し、いかなる事情の下でも精神的・身体的・性的いやがらせ等人格を傷つける行為をしてはならない。
b 精神保健福祉士は、機関が定めた契約による報酬や公的基準で定められた以外の金品の要求・授受をしてはならない。

2. 専門職としての責務
(1) 専門性の向上
a 精神保健福祉士は専門職としての価値・理論に基づく実践の向上に努め、継続的に研修や教育に参加しなければならない。
b スーパービジョンと教育指導に関する責務
　1) 精神保健福祉士はスーパービジョンを行う場合、自己の限界を認識し、専門職として利用できる最新の情報と知識に基づいた指導を行う。
　2) 精神保健福祉士は、専門職として利用できる最新の情報と知識に基づき学生等の教育や実習指導を積極的に行う。
　3) 精神保健福祉士は、スーパービジョンや学生等の教育・実習指導を行う場合、公正で適切な指導を行い、スーパーバイジーや学生等に対して差別・酷使・精神的・身体的・性的いやがらせ等人格を傷つける行為をしてはならない。

(2) 専門職自律の責務
a 精神保健福祉士は、適切な調査研究、論議、責任ある相互批判、専門職組織活動への参加を通じて、専門職としての自律性を高める。
b 精神保健福祉士は、個人的問題のためにクライエントの援助や業務の遂行に支障をきたす場合には、同僚等に速やかに相談する。また、業務の遂行に支障をきたさないよう、自らの心身の健康に留意する。

(3) 地位利用の禁止
精神保健福祉士は業務の遂行にあたりクライエントの利益を最優先し、自己の個人的・宗教的・政治的利益のために自己の地位を利用してはならない。また、専門職の立場を利用し、不正、搾取、ごまかしに参画してはならない。

(4) 批判に関する責務

a　精神保健福祉士は、同僚の業務を尊重する。

b　精神保健福祉士は、自己の業務に関する批判・評価を謙虚に受けとめ、改善に努める。

c　精神保健福祉士は、他の精神保健福祉士の非倫理的行動を防止し、改善するよう適切な方法をとる。

(5) 連携の責務

a　精神保健福祉士は、クライエントや地域社会の持つ力を尊重し、協働する。

b　精神保健福祉士は、クライエントや地域社会の福祉向上のため、他の専門職や他機関等と協働する。

c　精神保健福祉士は、所属する機関のソーシャルワーカーの業務について、点検・評価し同僚と協働し改善に努める。

d　精神保健福祉士は、職業的関係や立場を認識し、いかなる事情の下でも同僚または関係者への精神的・身体的・性的いやがらせ等人格を傷つける行為をしてはならない。

3. 機関に対する責務

精神保健福祉士は、所属機関等が、クライエントの人権を尊重し、業務の改善や向上が必要な際には、機関に対して適切・妥当な方法・手段によって、提言できるように努め、改善を図る。

4. 社会に対する責務

精神保健福祉士は、専門職としての価値・理論・実践をもって、地域および社会の活動に参画し、社会の変革と精神保健福祉の向上に貢献する。

出典）公益社団法人日本精神保健福祉士協会ウェブサイト.

（太字で表示した頁には用語解説があります）

174

ソーシャルワークの基盤と専門職［初版］
【新・社会福祉士シリーズ6】

2021（令和3）年3月30日　初　版1刷発行

編　者　柳澤孝主・増田康弘
発行者　鯉渕友南
発行所　株式会社　弘文堂　　101-0062　東京都千代田区神田駿河台1の7
　　　　　　　　　　　　　　TEL 03(3294)4801　　振替 00120-6-53909
　　　　　　　　　　　　　　https://www.koubundou.co.jp
装　丁　水木喜美男
印　刷　三美印刷
製　本　井上製本所

ISBN978-4-335-61211-4

新・社会福祉士シリーズ 全22巻

福祉臨床シリーズ編集委員会/編

2021年度からスタートする新たな教育カリキュラムに対応！

新・社会福祉士シリーズ 1
医学概論

シリーズの特徴

社会福祉士の新カリキュラムに合致した科目編成により、社会福祉問題の拡大に対応できるマンパワーの養成に貢献することを目標とするテキストです。
たえず変動し拡大する社会福祉の臨床現場の視点から、対人援助のあり方、地域福祉や社会福祉制度・政策までをトータルに把握し、それらの相互関連を描き出すことによって、社会福祉を学ぶ者が、社会福祉問題の全体関連性を理解できるようになることを意図しています。

	No.	タイトル	編者	刊行情報
◎	1	医学概論	朝元美利・平山陽示 編　定価2,500円＋税　ISBN978-4-335-61206-0	2021年4月刊行予定
◎	2	心理学と心理的支援	岡田斉・小山内秀和 編　予価2,500円＋税　ISBN978-4-335-61207-7	刊行時期未定
◎	3	社会学と社会システム	杉座秀親・石川雅典・菊池真弓 編　定価2,500円＋税　ISBN978-4-335-61208-4	2021年4月刊行
◎	4	社会福祉の原理と政策	福田幸夫・長岩嘉文 編　定価2,500円＋税　ISBN978-4-335-61209-1	2021年4月刊行予定
◎	5	社会福祉調査の基礎	宮本和彦・梶原隆之・山村豊 編　予価2,500円＋税　ISBN978-4-335-61210-7	刊行時期未定
◎	6	ソーシャルワークの基盤と専門職	柳澤孝主・増田康弘 編　定価2,500円＋税　ISBN978-4-335-61211-4	2021年3月刊行
	7	ソーシャルワークの基盤と専門職（専門）	柳澤孝主・増田康弘 編　予価2,500円＋税　ISBN978-4-335-61212-1	刊行時期未定
◎	8	ソーシャルワークの理論と方法	坂野憲司・増田康弘 編　定価2,500円＋税　ISBN978-4-335-61213-8	2021年4月刊行
	9	ソーシャルワークの理論と方法（専門）	柳澤孝主・増田康弘 編　予価2,500円＋税　ISBN978-4-335-61214-5	刊行時期未定
◎	10	地域福祉と包括的支援体制	山本美香 編　予価2,500円＋税　ISBN978-4-335-61215-2	刊行時期未定
	11	福祉サービスの組織と経営	三田寺裕治・西岡修 編　予価2,500円＋税　ISBN978-4-335-61216-9	刊行時期未定
◎	12	社会保障	阿部裕二・熊沢由美 編　予価2,500円＋税　ISBN978-4-335-61217-6	刊行時期未定
	13	高齢者福祉	原葉子・東康祐 編　定価2,500円＋税　ISBN978-4-335-61218-3	2021年4月刊行予定
◎	14	障害者福祉	峰島厚・木全和巳・児嶋芳郎 編　定価2,500円＋税　ISBN978-4-335-61219-0	2021年4月刊行予定
	15	児童・家庭福祉	八重樫牧子・原葉子 編　予価2,500円＋税　ISBN978-4-335-61220-6	刊行時期未定
	16	貧困に対する支援	伊藤秀一 編　予価2,500円＋税　ISBN978-4-335-61221-3	刊行時期未定
	17	保健医療と福祉	幡山久美子・福田幸夫 編　定価2,500円＋税　ISBN978-4-335-61222-0	2021年4月刊行予定
◎	18	権利擁護を支える法制度	福田幸夫・森長秀 編　予価2,500円＋税　ISBN978-4-335-61223-7	刊行時期未定
◎	19	刑事司法と福祉	森長秀・淺沼太郎 編　予価2,500円＋税　ISBN978-4-335-61224-4	刊行時期未定
◎	20	ソーシャルワーク演習	谷川和昭・柳澤孝主・森山拓也 編　予価2,500円＋税　ISBN978-4-335-61225-1	刊行時期未定
	21	ソーシャルワーク演習（専門）	谷川和昭・柳澤孝主・増田康弘 編　予価2,500円＋税　ISBN978-4-335-61226-8	刊行時期未定
	22	ソーシャルワーク実習・実習指導	早坂聡久・長岩嘉文・上原正希 編　予価2,500円＋税　ISBN978-4-335-61227-5	刊行時期未定

◎＝精神保健福祉士と共通科目